儿童罕见病（第四辑）

主　编　巩纯秀

副主编　范　歆　陈瑞敏

李晓侨　魏丽亚

科学出版社

北　京

内 容 简 介

《儿童罕见病》（第四辑）继续由北京儿童医院及福建、广西儿童医疗机构的资深专家和儿科医师精心编撰。这一辑致力于进一步深化对儿童罕见病的理解与研究，提供从理论到临床的全面剖析，并引入新的罕见病种以反映最新的医疗发展和科研成果。

本辑内容涵盖了从基础科研到临床应用的广泛领域，继续保持对发育异常、内分泌激素异常等传统重点领域的深入探讨，贴近最新的临床诊断技术、治疗方法和国际上的前沿知识。对每种疾病的解析都包括疾病的概述、流行病学、遗传学、发病机制、临床表现、诊断和鉴别诊断、治疗及遗传咨询，旨在为临床医师提供更科学、更系统、更实用的诊疗指导。此外，本辑特别增加了病例研究和治疗案例分享，以实际操作示例来指导医师学习与成长，帮助他们更好地应对临床上遇到的挑战。

本辑布局合理，理论与实践并重，条理清晰，语言通俗易懂，特别适合临床医师、医学研究者和相关医疗专业学生阅读和参考。

图书在版编目（CIP）数据

儿童罕见病. 第四辑 / 巩纯秀主编. -- 北京：科学出版社，2024. 6.
ISBN 978-7-03-079012-5

Ⅰ. R72

中国国家版本馆CIP数据核字第2024WC8786号

责任编辑：王灵芳 / 责任校对：张 娟
责任印制：师艳茹 / 封面设计：蓝正广告

科学出版社 出版
北京东黄城根北街 16 号
邮政编码：100717
http://www.sciencep.com

三河市春园印刷有限公司印刷
科学出版社发行　各地新华书店经销
*
2024 年 6 月第 一 版　开本：787×1092　1/16
2024 年 6 月第一次印刷　印张：8 1/2
字数：196 000
定价：108.00 元
（如有印装质量问题，我社负责调换）

主 编 巩纯秀

副主编 范歆 陈瑞敏 李晓侨 魏丽亚

编 者（按姓氏笔画排序）

丁 圆 首都医科大学附属北京儿童医院内分泌遗传代谢科

马云婷 广西医科大学第二附属医院内分泌遗传代谢科

艾转转 福建省福州儿童医院内分泌遗传代谢科

巩纯秀 首都医科大学附属北京儿童医院内分泌遗传代谢科

孙云腾 福建省福州儿童医院内分泌遗传代谢科

李 川 广西医科大学第二附属医院内分泌遗传代谢科

李晓侨 首都医科大学附属北京儿童医院内分泌遗传代谢科

吴文涌 福建省福州儿童医院内分泌遗传代谢科

张 莹 福建省福州儿童医院内分泌遗传代谢科

张 勤 首都医科大学附属北京儿童医院内分泌遗传代谢科

张贝贝 首都医科大学附属北京儿童医院内分泌遗传代谢科

张晓红 福建省福州儿童医院内分泌遗传代谢科

陈 虹 福建省福州儿童医院内分泌遗传代谢科

陈少科 广西医科大学第二附属医院内分泌遗传代谢科

陶秋幸 广西医科大学第二附属医院内分泌遗传代谢科

陈瑞敏 福建省福州儿童医院内分泌遗传代谢科

范 歆 广西医科大学第二附属医院内分泌遗传代谢科

周 絮 广西医科大学第二附属医院内分泌遗传代谢科

赵 锦 广西医科大学第二附属医院内分泌遗传代谢科

洪琳亮 福建省福州儿童医院内分泌遗传代谢科

姚 倩 福建省福州儿童医院内分泌遗传代谢科

桂宝恒 广西医科大学第二附属医院内分泌遗传代谢科

黄逸云 广西医科大学第二附属医院内分泌遗传代谢科

彭 燕 广西医科大学第二附属医院内分泌遗传代谢科

程梓峰 广西医科大学第二附属医院内分泌遗传代谢科

曾　燕　福建省福州儿童医院内分泌遗传代谢科

谢波波　广西医科大学第二附属医院内分泌遗传代谢科

蔡彬彬　福建省福州儿童医院内分泌遗传代谢科

蔡泓艺　福建省福州儿童医院内分泌遗传代谢科

廖珍梅　广西医科大学第二附属医院内分泌遗传代谢科

潘丽丽　首都医科大学附属北京儿童医院内分泌遗传代谢科

魏丽亚　首都医科大学附属北京儿童医院内分泌遗传代谢科

魏贤达　广西医科大学第二附属医院内分泌遗传代谢科

作为一名儿科专家，此刻我无比自豪地推出《儿童罕见病》（第四辑）。

全球 2.63 亿～4.46 亿的人口受到罕见病的困扰，且在所有罕见病中，约 3510 种病症仅在儿童期发病，这一事实使儿科处于整个罕见病研究和治疗的核心位置。因此，儿科医师的任务显得尤为重要，培训儿科医师，宣传和识别罕见病的诊疗知识尤为重要。

《儿童罕见病》（第四辑）继续保持前几辑图文并茂、易于学习的风格，并进一步扩充和完善了内容，加强了系统性目录的编排，方便从事此领域研究和临床治疗的专业人员更加快速和准确地找到所需信息。每一个罕见病病例都有作者自己的诊疗经验和最新研究进展综述。我们希望借此不断促进国内外儿童罕见病的前沿研究和实践交流，尽可能广泛覆盖罕见病的种类，持续与国内多家医疗机构合作，聚焦罕见遗传代谢疾病的远期结局，这不仅有利于宣教罕见病早期诊断和规范治疗，对疾病的长期随访数据收集也至关重要。因此，该书不仅是信息的汇编，更是资源的分享，可为全国儿科临床医师和研究人员提供有力的工具和知识，惠及罕见病儿童和家庭。

富挑战而意深，博爱而行远！

感谢所有为儿童罕见病辛勤付出的同道！感谢他们持续的支持与努力！

首都医科大学附属北京儿童医院
深圳市儿童医院
申昆玲

作为主编,我荣幸地向您介绍《儿童罕见病》(第四辑)。本辑的推出是我们对罕见病领域长期承诺的延续,也是我们为提升数百万患者家庭生活质量而持续努力的证明。全球已知的罕见病达到 7000 种,超过 3 亿的人口受其影响,中国的罕见病患者更是超过 2000 万,其中 70% 的罕见病在儿童期发病,这加深了儿童期诊断和治疗的紧迫性。

随着对罕见病认识的逐渐增加,社会对这一领域的关注也日益加深。2024 年的国际罕见病日主题为"关注罕见、点亮生命之光,弱有所扶、践行人民至上",这不仅强调了对罕见病群体的深切关怀,也体现了全社会对增强这一群体福祉的承诺。通过这一主题,我们希望能够进一步提高公众对罕见病的认识,激励更多资源和关注聚焦于罕见病的诊断、治疗及相关政策构建。

多数罕见病(约 80%)源自基因变异。这些疾病常涉及多器官、多脏器,因首发症状不同而首诊科室有异,非特异的表型使临床误诊率高。随着对儿科医师的罕见病宣教,认知逐渐提高、诊断及治疗方法的突破,一些罕见病的预后已经在改善。在此新的辑本,我们拓展专科范围,继续扩大罕见病种类,保持丰富的疾病实例图片风格,简明易读,使内容更具中国特色,更便于读者理解和应用,使本书切实成为罕见病关键信息的手边翻阅资料。

尽管已进行了广泛的扩展,但因罕见病的广泛性和复杂性,仍无法涵盖所有罕见病种类。我们呼吁更多领域内的专家和医师共同加入到编撰队伍中来,使本书真正成为"我们的书"。

本辑编撰特别感谢北京儿童医院内分泌遗传代谢中心全体同事的辛勤付出;感谢福州及广西等地同仁的合作。再次感谢为本书提供宝贵数据和个案的所有家长和患儿,没有他们的大力支持,这一切都不会成为现实。

"关注罕见、点亮生命之光,弱有所扶、践行人民至上"不仅是我们的愿景,也是我们共同的责任。

让我们携手,高举未来的火种,让生命光耀。

国家儿童医学中心
首都医科大学附属北京儿童医院

巩纯秀

目 录

第1章 以生长异常为主要特征的综合征

第一节 Osteoglophonic 发育不良综合征

【概述】

Osteoglophonic 发育不良综合征（osteoglophonic dysplasia syndrome，ODS；OMIM# 166250）是一种罕见的常染色体显性遗传病，由 Fairbank[1] 于 1951 年首次报道，1978 年 Beighton 以希腊语派生词 "Osteoglophonic dwarfism" 命名该疾病，1989 年更名为 "Osteoglophonic dysplasia syndrome"，2005 年 White 证实成纤维细胞生长因子受体 1（fibroblast growth factor receptor，FGFR1）为其致病基因[2]。该病主要临床特征为牙齿滞留、长骨干骺端对称性囊性变、颅缝早闭、面中部发育不良、下颌突出及非匀称性矮小等。

【流行病学】

ODS 是一种罕见遗传病，到目前为止全球报道仅 20 例。该病的发病率未见报道。

【遗传学】

ODS 由 FGFR1 功能获得性变异引起。FGFR1 定位于染色体 8p11，由 24 个外显子组成，编码 822 个氨基酸[3]。目前已报道 ODS 的致病变异位点有 Tyr374Cys、Pro306Leu、Cys381Arg 和 Asn330Ile，均为错义突变，其中位点 374、381、330 均位于第 8 外显子，306 位点位于第 7 外显子。

【发病机制】

FGFR1 基因编码的 FGFR1 蛋白主要分布在关节软骨、软骨细胞、生长板的软骨膜上[3]。FGFR1 是一种酪氨酸激酶受体，由细胞外成纤维细胞生长因子（fibroblast growth factor，FGF）结合域、跨膜结构域和细胞内酪氨酸激酶结构域组成，其中细胞外 FGF 结合域由 3 个免疫球蛋白样结构域组成（D1、D2、D3），且 D2、D3 和 D2-D3 连接子是配体结合的关键位点。细胞外的 FGF 在共受体 Klotho 的介导下与 FGFR1 结合后，可促进两个相邻的单链 FGFR1 聚集、活化，活化后的 FGFR1 可进一步激活下游 RAS-MAPK、PKC、PI3K-AKT 等多条信号通路而发挥作用[4]。

FGFR1 基因变异可引起 FGFR1 非依赖配体的持续性激活，进一步促进下游 RAS-MAPK、PKC、PI3K-AKT 等多条信号通路持续性激活，引起以软骨代谢失代偿为主要表现的一系列综合征，患者临床表现的严重性与获得功能的剂量密切相关[3]。

【临床表现】

该病报道病例少，现将已报道的具有详细临床表现的 15 个病例[5-10]的特征总结如下。

1. 特殊面容　舟状颅 / 冠状缝早闭、面中部发育不良、前额突出、眼距宽、眼球突出、鼻孔前倾、鼻梁低平、短鼻、下颌突出和耳位低等。

2. 口腔异常　乳牙萌出延迟或滞留、恒牙萌出障碍、牙列紊乱、牙齿移位、牙根缺失、颌骨巨细胞病变、牙龈增生、慢性牙龈炎和舌大等。

3.生长迟缓　大部分病例表现为短肢性侏儒，但生长迟缓出现的时间不一，可早至胎儿期或在生命早期，亦可在儿童期才出现，且生长迟缓随年龄增长逐渐加重。然而，Pro306Leu变异者的生长障碍可不明显。

4.骨骼系统　指（趾）粗短、颅缝早闭、自发性骨折形成假关节、骨痛等。

5.智力　婴幼儿期可有精神运动发育迟缓，但一般成年后智力正常。

6.其他　鼻腔通气障碍、呼吸困难。

【辅助检查】

1.实验室检查　部分可出现低磷酸盐血症、FGF23升高，但25-羟基维生素D、碱性磷酸酶一般正常，溶酶体水解酶和尿黏多糖阴性。

2.影像学检查

（1）颅面部骨骼：冠状缝早闭（婴儿期）、颅骨前后径长、蝶鞍扩大、上颌骨发育不良、乳牙滞留、牙齿移位、牙根缺失、牙釉质发育不良、颌骨巨细胞病变。

（2）四肢骨：四肢长骨干骺端对称性分布的囊性变，股骨远端最常见，一般在婴儿期出现，随后逐渐扩大并出现新增病变，但随着骨的成熟逐渐出现骨化、退化，通常在成年期被填充而消失。多发纤维性骨皮质缺损，掌骨、指骨、趾骨粗短且骨骺端形态异常（锥形）。

（3）中轴骨：椎骨扁平，前端喙状、后部扇形，椎管狭窄，椎体形态不规则（可呈子弹头样改变），部分病例出现髋关节关节面毛糙、关节间隙显示不清。

（4）其他：骨量减少、骨质疏松。

3.病理学检查　干骺端囊性变的病理活检显示为良性、涡旋状的纤维组织，即非骨化囊性纤维瘤。

4.基因检测　建议所有临床疑似患者进行全外显子基因检测，明确先证者后需对家系其他成员进行致病变异的验证。

【诊断和鉴别诊断】

1.诊断　具备上述临床表型先证者，同时分子遗传学结果提示*FGFR1*基因变异时，即可诊断ODS。

2.鉴别诊断　见表1-1。

表1-1　ODS与其他疾病的鉴别诊断

疾病名称	遗传类型	致病基因	相似的临床表现	差异性临床表现
Apert综合征	AD	*FGFR2*	颅缝早闭、儿童期线性生长迟缓（生长曲线多数落在第5百分位和第50百分位之间）、面中部发育不良、眼距过宽、眼球凸出、牙齿拥挤或萌出延迟	尖头、短头畸形 手足对称性并指（趾） 不同程度的智力发育落后 无长骨干骺端囊性变
Crouzon综合征	AD	*FGFR2* *FGFR3*	颅缝早闭、面中部发育不良、眼距过宽、眼球凸出、上颌骨发育不良、牙列拥挤等	短头畸形 传导性听力损失 无长骨干骺端囊性变和生长迟缓
Pfeiffer综合征	AD	*FGFR2* *FGFR1* (p.P252R)	颅缝早闭、面中部发育不良、眼距过宽	三叶草头、短头畸形 大拇指、宽大足趾，部分伴有手足并指（趾）、短中指（趾）骨、肱桡骨融合 喉、气管、支气管软化 无长骨干骺端囊性变和生长迟缓

注：AD.常染色体显性遗传

【治疗】

该病目前无特异性治疗方法，主要为对症治疗。

1. 牙齿异常　通过常规的牙龈切开可能不能解决患者牙齿萌出障碍[11]，建议可通过佩戴义齿来改善缺牙引起的发音问题及咀嚼功能。

2. 生长障碍　目前国内外均无生长激素治疗经验。鉴于 *FGFR1* 变异促进下游 RAS-MAPK、PKC、PI3K-AKT 等多条信号通路持续性激活，可能存在肿瘤风险，不建议使用生长激素治疗。

3. 骨骼异常　建议骨科定期随诊，对于严重的干骺端囊性变导致骨痛者，可考虑使用双膦酸盐[10]，必要时对患肢采取加固保护措施以防发生骨折。

【遗传咨询】

该病女性和男性发病概率无差异。目前文献报道大部分为散发的新生变异，亦有家庭案例发生，因此先证者父母再生育患病风险低，但先证者生育下一代的患病风险为 50%。

【预防】

目前该病无有效预防措施，建议先证者有生育需求时，行产前诊断。

（姚　倩　陈瑞敏）

【参考文献】

[1] Fairbank T. An atlas of general affections of the skeleton[M]. Edinburgh: Churchill Livingstone, 1951: 181-183.

[2] White KE, Cabral JM, Davis SI, et al. Mutations that cause osteoglophonic dysplasia define novel roles for FGFR1 in bone elongation[J]. Am J Hum Genet, 2005, 76(2): 361-367.

[3] Xie Y, Zinkle A, Chen L, et al. Fibroblast growth factor signalling in osteoarthritis and cartilage repair[J]. Nat Rev Rheumatol, 2020, 16(10): 547-564.

[4] Takashi Y, Fukumoto S. Phosphate-sensing and regulatory mechanism of FGF23 production[J]. J Endocrinol Invest, 2020, 43(7): 877-883.

[5] Santos H, Campos P, Alves R, et al. Osteoglophonic dysplasia: a new case[J]. Eur J Pediatr, 1988, 147(5): 547-549.

[6] Beighton P. Osteoglophonic dysplasia[J]. J Med Genet, 1989, 26(9): 572-576.

[7] Sklower Brooks S, Kassner G, Qazi Q, et al. Osteoglophonic dysplasia: review and further delineation of the syndrome[J]. Am J Med Genet, 1996, 66(2): 154-162.

[8] Marzin P, Baujat G, Gensburger D, et al. Heterozygous FGFR1 mutation may be responsible for an incomplete form of osteoglophonic dysplasia, characterized only by radiolucent bone lesions and teeth retentions[J]. Eur J Med Genet, 2020, 63(2): 103729.

[9] 姚倩，袁欣，张莹，等. FGFR1 基因变异致 Osteoglophonic 发育不良综合征 1 例并文献复习 [J]. 中国临床案例成果数据库，2022, 4(1): E03248-E03248.

[10] Kumar A, Chong YT, Jamil K, et al. Severe presentation of non-ossifying fibroma of the femur in osteoglophonic dysplasia[J]. BMJ Case Rep, 2021, 14(11): e245415.

[11] Zou YC, Lin HY, Chen WJ, et al. Abnormal eruption of teeth in relation to FGFR1 heterozygote mutation: a rare case of osteoglophonic dysplasia with 4-year follow-up[J]. BMC Oral Health, 2022, 22(1): 36.

第二节　视网膜色素变性、伴或不伴骨骼异常综合征

【概述】

视网膜色素变性、伴或不伴骨骼异常综合征（retinitis pigmentosa with or without skeletal abnormalities，RPSKA，MIM# 250410）是一种常染色体隐性遗传病，1981 年 Phillips 等[1]首次报道该病。该病可累及多个系统，特征性的临床表现包括视网膜色素变性、身材矮小、颜面畸形和智力障碍等[2-4]。

【流行病学】

RPSKA 是一种非常罕见的遗传病，目前仅报道 17 例。

【遗传学】

已知 CWC27 是 RPSKA 的唯一致病基因。该基因位于染色体 5q12.3，由 14 个外显子组成，编码剪接体亲环蛋白型肽基脯氨酰顺式 - 反式异构酶。迄今 CWC27 基因共发现 7 种变异，以失功能变异为主，包含 4 个无义 / 错义突变、2 个剪接变异和 1 个插入变异。研究表明 CWC27 蛋白 N 端截断所导致的表型更严重。反之，C 端截断导致的表型更轻微，仅表现为视网膜病变，而生长发育正常，提示截断蛋白保留的残余功能可能会影响表型严重程度。

【发病机制】

剪接体相关蛋白 CWC27（spliceosome-associated protein CWC27 homolog，CWC27）由 CWC27 基因编码，是组成剪接体的重要蛋白质因子。CWC27 与剪接体相关蛋白 CWC22 结合形成复合物，促进外显子连接复合物与 mRNA 结合[5]。外显子连接复合物广泛存在于 mRNA 的外显子连接处，在 mRNA 运送、定位、翻译和降解中起重要作用，同时参与无义介导的 mRNA 衰变的发生[6]。CWC27 基因变异可导致剪接错误，蛋白表达异常，进而引起多系统受累的严重遗传综合征。

【临床表现】

1. 视网膜色素变性　多在青少年时期发病，初始表现为进行性夜盲，随后逐渐出现周边视野缺损，大多数患者在 40 岁前致盲。

2. 身材矮小　几乎所有患者表现出不同程度的身材矮小。

3. 特殊面容　典型的面容异常包括大头畸形、颧骨发育不全、睑裂下垂、鼻孔发育不全、大而低的耳朵、小颌畸形和短颈等。

4. 骨骼异常　患者全身骨骼均可出现异常，其中以短指（趾）较为常见，多累及双手远端指骨，可伴有指甲发育不良。此外，部分患者还表现为脊柱侧弯和牙齿发育不全。

5. 智力障碍　50% 以上患者出现智力低下。

6. 皮肤毛发　可有咖啡斑、鱼鳞病、脱发、眉毛和睫毛缺失等广泛性皮肤毛发受累。

7. 其他　泌尿系统畸形（马蹄肾和先天性单肾）、心血管系统畸形（大型室间隔缺损和双上腔静脉畸形）、颅脑畸形（胼胝体发育不良和小脑萎缩）及隐睾等。

【辅助检查】

1. 内分泌激素检测　包括生长激素、肾上腺相关激素、甲状腺激素、性腺相关激素和维生素 D 等。

2. 眼科检查

（1）眼底镜：视网膜可见骨细胞样色素沉着。

（2）光学相干层析成像（OCT）：可能出现视网膜中心凹感光细胞丢失，最终视网膜变薄、中心凹轮廓变平、正常视网膜层间结构丢失。

（3）视野检查：早期呈环形暗点，逐渐往中心进展。晚期仅残留一小部分的中心视力。

（4）视网膜电图（ERG）：测量视网膜对闪光的反应，早期即可不正常，最终 ERG 表现为熄灭状态。

3. 影像学检查　包括颅脑 MRI、心脏彩超、泌尿系统超声等。

4. 智力测试　评估患者运动及精神发育水平，如有必要需早期干预。

5. 基因检测　对于出现上述临床表型且高度怀疑该病的患者，建议基因检测。明确先证者后，需对家系其他成员进行致病性变异验证。

【诊断和鉴别诊断】

1. 诊断　对于出现典型临床表型的先证个体，在进行分子遗传学检测后如果明确为双等位基因 CWC27 致病性（或可能致病性）变异，结合临床表现即可确诊。

2. 鉴别诊断　见表 1-2。

表 1-2　RPSKA 与其他疾病的鉴别诊断

	遗传类型	致病基因	相似的临床表现	差异性临床表现
Mainzer-Saldino 综合征[7-9]	AR	IFT140	视网膜色素变性 身材矮小	锥形骨骺 慢性肾衰竭
Oliver McFarlane 综合征[10]	AR	PNPLA6	视网膜色素变性 智力障碍 身材矮小	多种垂体激素缺乏（生长激素、促性腺激素和促甲状腺激素） 脉络膜萎缩 睫毛粗长
Alström 综合征[11]	AR	ALMS1	视网膜色素变性 听力丧失 身材矮小	肥胖 2 型糖尿病 扩张型心肌病
Bardet-Biedl 综合征[10-12]	AR	BBS7	视网膜色素变性 智力障碍	多指畸形 肥胖 性腺功能减退 肾功能不全

注：AR. 常染色体隐性遗传

【治疗】

该病为遗传性疾病，目前无特殊治疗方法。平日应注意饮食管理，避免强光直射，积极监测、防治并发症。

【遗传咨询】

该病的遗传方式为常染色体隐性遗传，先证者父母均为杂合子携带者。先证者兄弟姐妹有 25% 的概率患病，50% 为无症状携带者，25% 为正常人。除非先证者的伴侣也患有 RPSKA 或为 *CWC27* 基因变异携带者，否则后代将是杂合子携带者。

【预防】

要避免近亲结婚，对于生育过该病患儿的家长，建议行基因检测以明确家族中 *CWC27* 基因变异情况，并在再次生育时进行遗传咨询和产前诊断，避免缺陷儿出生。

（孙云腾　陈瑞敏）

【参考文献】

[1] Phillips CI, Wynne-Davies R, Stokoe NL, et al. Retinitis pigmentosa, metaphyseal chondrodysplasia, and brachydactyly: an affected brother and sister[J]. J Med Genet, 1981, 18(1): 46-49.

[2] Bertrand RE, Wang J, Li YM, et al. Cwc27, associated with retinal degeneration, functions as a splicing factor in vivo[J]. Hum Mol Genet, 2022, 31(8): 1278-1292.

[3] Xu M, Xie YA, Abouzeid H, et al. Mutations in the spliceosome component CWC27 cause retinal degeneration with or without additional developmental anomalies[J]. Am J Hum Genet, 2017, 100(4): 592-604.

[4] Brea-Fernández AJ, Cabanas P, Dacruz-Álvarez D, et al. Expanding the clinical and molecular spectrum of the CWC27-related spliceosomopathy[J]. J Hum Genet, 2019, 64(11): 1133-1136.

[5] Qi YF, Ma X, Lin SZ, et al. Retinitis pigmentosa with or without skeletal abnormalities due to homozygous mutations in the CWC27 gene: A case report [J]. Medicine (Baltimore), 2023,

102(51): e36357.

[6] Villanueva-Mendoza C, Tuson M, Apam-Garduño D, et al. The genetic landscape of inherited retinal diseases in a Mexican Cohort: genes, mutations and phenotypes [J]. Genes (Basel), 2021, 12(11):1824.

[7] Busetto V, Barbosa I, Basquin J, et al. Structural and functional insights into CWC27/CWC22 heterodimer linking the exon junction complex to spliceosomes[J]. Nucleic Acids Res, 2020, 48(10): 5670-5683.

[8] Mabin JW, Woodward LA, Patton RD, et al. The exon junction complex undergoes a compositional switch that alters mRNP structure and nonsense-mediated mRNA decay activity[J]. Cell Rep, 2018, 25(9): 2431-2446, e7.

[9] Perrault I, Saunier S, Hanein S, et al. Mainzer-Saldino syndrome is a ciliopathy caused by IFT140 mutations[J]. Am J Hum Genet, 2012, 90(5): 864-870.

[10] Liu F, Ji YM, Li GM, et al. Identification of Oliver-McFarlane syndrome caused by novel compound heterozygous variants of PNPLA6[J]. Gene, 2020, 761: 145027.

[11] Khan AO, Bifari IN, Bolz HJ. Ophthalmic features of children not yet diagnosed with Alstrom syndrome[J]. Ophthalmology, 2015, 122(8): 1726-1727. e2.

[12] Zaghloul NA, Katsanis N. Mechanistic insights into Bardet-Biedl syndrome, a model ciliopathy[J]. J Clin Invest, 2009, 119(3): 428-437.

第三节　低磷酸酯酶症

【概述】

低磷酸酯酶症（hypophosphatasia, HPP, MIM#241500；#241510；#146300），又称低磷酸盐血症，最早由 John C. Rathbun 于 1948 年提出，用以描述 1 例以佝偻病、癫痫，伴血清、骨骼及其他组织碱性磷酸酶活动异常低下为临床表现，最终死亡的婴儿。HPP 是一种先天性代谢缺陷，常染色体隐性或常染色体显性遗传，由编码组织非特异性碱性磷酸酶（non-specific alkaline phosphatase，TNSALP）同工酶的基因（#171760）发生功能丧失突变所致 [1, 2]。临床表型广泛，主要为骨矿化减少导致骨折、关节痛和骨骼外表现，包括组织钙化、呼吸衰竭和神经系统并发症 [1]。

【流行病学】

HPP 发病率各国之间差异很大 [3, 4]，为（1 : 500 000）～（1 : 100 000）[3]，男女均可发生。

【遗传学】

HPP 由编码 TNSALP 的 *ALPL* 基因发生功能丧失（LOF）突变所致。*ALPL* 基因包含 12 个外显子，69kb，已报道的致病突变位点近 400 多种，以错义突变为主。*ALPL* 基因的不同变异对酶活性影响不同，这解释了 HPP 临床表型差异 [4, 5]。HPP 患者多数为常染色体隐性遗传，往往病情较严重，少部分轻症患者为常染色体显性遗传 [6]。

【发病机制】

人类个体中，编码碱性磷酸酶需要 4 个基因：*ALPI*、*ALPP*、*ALPPL2* 和 *ALPL*，其中 *ALPI*、*ALPP* 和 *ALPPL2* 基因位于 2q37.1 染色体，分别编码组织特异性的肠、胎盘和生殖细胞碱性磷酸酶，具有 90% ～ 98% 的同源性；而 *ALPL*（也称为 TNSALP）位于 1p36.1-p34，编码 TNSALP，与其他 3 种同工酶只有 50% 同源性，其在骨骼、肝脏、肾脏和发育中的牙齿中含量丰富 [3, 6]。

TNSALP 是一种强矿化抑制剂，去除多种底物的磷酸基团，可以使成骨细胞膜上的无机焦磷酸盐（PPi）去磷酸化，而成为无机磷酸盐（Pi），Pi 与 Ca^{2+} 共同形成羟基磷灰石（HA），构成骨骼和牙齿中的主要无机物质 [6]；大脑中的 TNSALP 将磷酸化的维生素 B_6，即 5′-磷酸吡哆醛（PLP）去磷酸化，而去磷酸化的维生素 B_6（PL）穿过血脑屏障，在中枢神经系统细胞中再生为 PLP，并作为谷氨酸脱羧酶的辅酶，参与大脑中如血清素、多巴胺和 GABA（γ-氨基丁酸）的神经递质合成 [6, 7]。

在低磷酸盐血症中，TNSALP 酶活性降低导致 PPi、PLP 和磷酸乙醇胺（phospho-ethanolamine，PEA）3 种主要代谢物的积累，其中 PPi 在细胞外积累，破坏骨矿化，阻碍钙沉积，导致牙脱落、佝偻病体征，以及钙化关节病变、肌无力等；PLP 不能有效去磷酸化，无法穿过血脑屏障并参与 γ-氨基丁酸形成，导致维生素 B_6 依赖性癫痫发作 [6, 8]。

【临床表现】

HPP 临床表现谱广泛，从胎儿宫内死亡到仅有牙齿症状表现的轻症类型 [1]。根据起病年龄及严重程度不同，HPP 临床亚型分为 7 种。不同 HPP 亚型间临床表现有重叠，严重程度不一。

1. 产前良性 HPP　胎儿超声检查显示较短且弯曲的长骨，不伴有骨软骨刺或骨折，上述超声所见骨骼改变在妊娠晚期逐渐消退，出生后表现为从婴儿期 HPP 到牙型 HPP [3]。

2. 围生期 HPP　该病最严重的形式，在出生前或出生时就出现症状，通常预后不良 [9]。临床表现为弥漫性骨矿化缺陷、胸部畸形和肺发育不全，进而导致呼吸衰竭 [6]。神经元细胞中 TNSALP 的底物 PLP 代谢障碍，致使患儿经常发生呼吸暂停、肌张力低下和维生素 B_6 依赖性癫痫发作 [6]。

3. 婴儿期 HPP　6 个月内起病，表现为生长发育不良、缺氧、肌肉力量下降、运动发育迟缓和佝偻病的症状。颅内压升高致视盘水肿，以及矿物质进入骨骼受阻导致的高钙血症、高钙尿症，以及呕吐、肾钙质沉着症及肾功能损害 [6]。胸部畸形、肋骨骨折和气管软化的发生可导致反复肺部感染。头面部特征包括囟门增宽、眼睛前凸、眼距增宽（图1-1）[4, 10]。维生素B$_6$依赖性癫痫发作。

4. 儿童期HPP　出生后18个月至7岁起病，临床症状可轻可重，除乳牙过早脱落外，可具有典型佝偻病的骨改变甚至骨折[5, 6]，骨骼特征包括肋软骨连接处增加、关节间隙增加、边缘干骺端和肢体畸形等。此外，还可出现身材矮小、关节肌肉疼痛[6]，肌肉无力导致僵硬、走路迟缓和摇摆步态[2]。

5. 成人期HPP　通常在中年起病，具有异质性，总体较儿童期症状轻[4, 6]。临床特点是应力性骨折、骨软化症和软骨钙质沉着症引起的疼痛，既往多有牙齿脱落病史[4, 6]。

6. 牙型HPP　最常见、最轻微的一种类型，任何年龄可发病。表现为早期牙齿症状，以牙齿脱落最常见，可伴严重的龋齿，但没有骨骼异常[6]。牙齿脱落时没有疼痛或出血，牙根完好无损[2]。

7. 伪HPP　类似于婴儿磷酸酶减退症，但血清碱性磷酸酶活性正常或升高[4]。

【病例概况】

患儿，男，10个月，因"生长发育迟缓，反复呼吸道感染10个月"入院。辅助检查提示高钙血症、尿钙排出增多，血碱性磷酸酶水平明显降低（6～13mmol/L），维

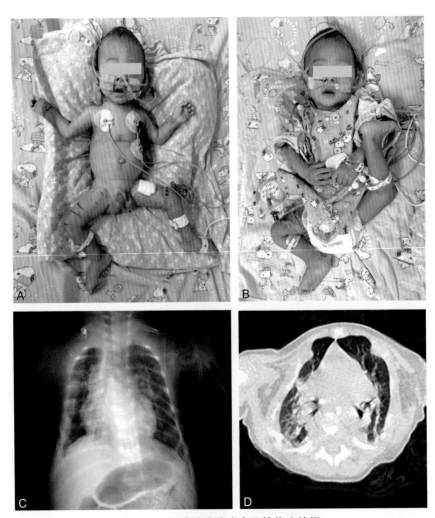

图1-1　低磷酸酯酶症患儿的临床特征

A、B. 尖头，小头畸形（头围）、眼睛前凸、关节活动度大；C、D. 胸廓畸形、肺膨胀受限、肺部炎症渗出明显

生素 D 水平正常，PTH（甲状旁腺激素）6.7pg/ml（参考范围：15 ～ 65pg/ml），全外显子测序分析提示 *ALPL* 基因复合杂合变异（c.997+1G > T 及 c.862+4A > G），分别来源于父母。经低钙饮食控制、积极抗感染等治疗，患儿仍因重症肺炎、呼吸衰竭于 1 岁夭折。

【实验室检查】

1. 血钙、血磷及尿钙水平 典型血钙水平可明显升高，尿钙排出增加，高钙尿伴有或不伴有血清钙浓度升高。由于肾对磷的回收增强，血磷可升高[4]，25- 羟基维生素 D_3、1, 25- 二羟基维生素 D 和甲状旁腺激素水平通常在正常范围[4]。

2. 血清碱性磷酸酶（ALP） 持续低水平的 ALP 是 HPP 的一个警示[11]，且 ALP 水平似乎与发病年龄相关，与疾病严重程度呈负相关[5]。ALP 水平可将 HPP 与其他骨骼疾病（如成骨不全症或 X 连锁低磷血症）区分开来。但需要注意排除其他引起婴幼儿及儿童 ALP 水平降低的原因，如缺锌、维生素 D 中毒、放射性重金属中毒、手术、大量输血、甲状腺功能减退、神经性厌食症，以及部分药物（如糖皮质激素、化疗、氯贝丁酯、他莫昔芬或抗骨吸收剂）使用等[2-4]。

此外，年龄特异度和性别特异度的参考范围对于 HPP 的诊断至关重要[2]，因为儿童生长阶段 ALP 水平高[4]。需注意的是，ALP 水平升高不能完全除外 HPP 的诊断，如存在肝胆疾病、骨科手术和骨折等疾病时，有条件者可进一步行血清碱性磷酸酶同工酶和同工异构体的定量分析。

3. 5′- 磷酸吡哆醛（PLP）和 PEA 测定 当发现 ALP 水平降低的患者时，应进一步进行 TNSALP 底物 PLP 和 PEA 水平检测[4, 12, 13]。PLP 是 HPP 最敏感和最特异的生化标志物，即使在单纯的牙型 HPP 中也可检出 PLP 累积。PLP 正常参考范围不受年龄影响，但受维生素 B_6 用药影响，建议采

血前 1 周停止补充维生素 B_6，可避免假阳性升高[4]。近年来，利用液相色谱串联质谱系统（LC-MS/MS）进行血浆或血清中包含 PLP 在内的多种水溶性维生素水平的定性和定量分析，其具有特异度及准确度高等优点，但临床应用推广尚有限。HPP 患者血和尿中 PEA 水平均升高，低血清 ALP 合并 PLP 或尿 PEA 升高，支持 HPP 的诊断[4]。

4. 无机焦磷酸盐（PPi） HPP 患者血液及尿液中可检出高水平的 PPi，PPi 可能是检测携带者的敏感标志物[4]。

【影像学检查】

1. 骨骼 X 线片 有助于识别佝偻病或颅缝闭锁的特征，以及骨折和假性骨折[2]。X 线提示骨畸形、骨软化、钙化性关节炎或非典型骨折。骨骺增宽伴不规则临时钙化带，干骺端则呈喇叭状伴片状骨质减少和骨硬化[4]。长骨的 X 线片，通常可能观察到特征性的改变：从生长板向骺端突出的"舌"状透明骨质减少区域[3]。

2. 磁共振成像（MRI）或计算机断层扫描（CT） 有助于识别骨髓水肿的发生或识别不完全性骨折[3]，尤其是 MRI 检查，有助于识别 HPP 患儿罕见的、疼痛的、类似慢性复发性多灶性骨髓炎的骨髓水肿综合征[4]。

3. 骨密度（BMD） 部分患者 BMD 下降，但不能用于支持 HPP 的诊断，也不能用于 HPP 患者骨折风险的预测。

【遗传学检查】

TNSALP 基因突变分析有助于 HPP 的确诊，同时对于复发风险评估至关重要[4]。低 ALP 和高维生素 B_6 水平提示需进一步行 HPP 相关基因筛查[14]。因涉及常染色体隐性遗传，且临床异质性大，家庭成员也应进行相关表型评估，必要时行基因检测。

【诊断和鉴别诊断】

1. 诊断 虽然绝大多数患者存在典型的 HPP 症状及 ALP 降低，但由于临床异质

性大，临床医师对疾病缺乏认识，诊断往往被延迟。据文献报道，患者从首次出现HPP体征和症状到诊断的中位时间约为5.7年[2]。在此期间，个体经历疾病的并发症还可能被误诊为其他疾病[2]。

当存在持续性的ALP降低，合并HPP相关临床表现、实验室检查和典型放射学表现时，HPP临床诊断可成立。为减少误诊，需对可疑HPP患者进行全面检查，尤其应注意评估轻度和迟发性症状。来自欧洲和北美的多学科专家组成的HPP国际工作组，建立了成人和儿童HPP临床诊断标准，其中儿童HPP诊断需要符合2个主要标准或1个主要和2个次要标准[2]（表1-3）。

表1-3 持续低ALP的儿童HPP的诊断标准

标准类型	临床特征
主要标准	致病性或可能致病性 *ALPL* 基因变异
	天然底物升高（测定血浆维生素B$_6$前1周需要停止补充吡哆醇）
	早期非创伤性乳牙脱落
	X线片呈现佝偻病
次要标准	随着时间的推移，身材矮小或线性生长衰竭
	运动里程碑延迟
	颅缝早闭
	肾钙质沉着症
	维生素B$_6$依赖性癫痫

2. 鉴别诊断 HPP关节痛、肌痛和骨痛等症状常见，需与其他骨骼疾病和风湿病相鉴别，如佝偻病、成骨不全症、伴有骨矿化缺陷的软骨发育不良、颅骨锁骨发育不良、特发性青少年骨质疏松症、佩吉特病、骨肉瘤、类风湿关节炎或纤维肌痛[6]。上述疾病ALP水平通常为正常范围或升高。

【治疗】

HPP的治疗以改善症状和减少并发症为主，需要多学科综合管理，预后取决于骨骼疾病的严重程度。

1. 改善高钙血症及减轻骨骼矿化障碍

（1）限制钙摄入及限制饮食钙的摄入，婴幼儿可选择低钙奶粉；针对高钙血症，必要时给予补液、利尿及糖皮质激素治疗[4]。

（2）禁止使用抑制骨骼矿化药物、双膦酸盐和其他抗吸收药物，可能会增加非典型骨折的风险。维生素D水平须维持在正常范围，以防止继发性甲状旁腺功能亢进。而过多的维生素D补充可加重高钙血症和高钙尿症[4]。为普通人群制定的维生素D补充指南也适用于HPP患者，以预防缺乏症状，不会加剧疾病负担，或因骨和钙稳态的变化，而引起不良反应[15]。

（3）特异性酶替代治疗：Asfotase alfa是一种骨靶向的重组人碱性磷酸酶，可改善骨矿化，其皮下注射治疗效果显著，且具有良好的安全性[16]，对于危及生命的围生期HPP和婴儿HPP，Asfotase alfa治疗可显著提高1年生存率和5年生存率。该药已获准在美国和欧洲用于围生期、婴儿期和青少年HPP的治疗[4, 16]。Asfotase alfa停药后，症状及ALP水平可恢复到治疗前，因此建议一旦开始使用，需长期用药[16]。

2. 并发症对症治疗

（1）呼吸支持：由于胸廓畸形、胸腔容积受限，患者可能存在呼吸困难、呼吸衰竭，严重者需要不同程度的呼吸支持。胸部畸形、骨折和气管软化等因素增加了机械通气的难度。

（2）疼痛缓解：骨外组织的异位矿化、炎症活动甚至骨髓水肿等所致的关节、肌肉疼痛可使用非甾体抗炎药（NSAID）、物理治疗。

（3）降颅压治疗：颅内压升高，必要时需要神经外科干预；颅缝闭锁患者有可能需要进行颅骨重塑手术[5]。

（4）骨折治疗：假性骨折或完全性股骨骨折，最好采用负荷分担髓内固定。踝足矫形器常用于跖骨应力性骨折。

（5）癫痫：存在维生素 B_6 依赖性癫痫发作时，除急性期镇静治疗，可以使用维生素 B_6 制剂补充[17]。

（6）口腔护理及治疗：牙齿的脱落会影响语言和营养，义齿是必要的。牙齿上的细菌可能会加速牙齿脱落，需要定期的专业牙科护理[4]。

3. 宫内治疗　目前仍处于研究中，胎儿基因治疗可能是产前诊断 HPP 后的重要选择[18]。

【遗传咨询】

遗传咨询有助于确定受影响的家庭成员和生殖咨询。

【预防】

该病目前无有效的预防措施，由于涉及常染色体显性遗传和常染色体隐性遗传，对于生育过 HPP 患儿的双亲，建议再次生育时进行产前基因诊断。

（李　川　范　歆）

【参考文献】

[1] Simon S, Resch H, Klaushofer K, et al. Hypophosphatasia: from diagnosis to treatment[J]. Curr Rheumatol Rep, 2018, 20(11): 69.

[2] Khan AA, Brandi ML, Rush ET, et al. Hypophosphatasia diagnosis: current state of the art and proposed diagnostic criteria for children and adults[J]. Osteoporos Int, 2024, 35(3): 431-438.

[3] Whyte MP. Hypophosphatasia-aetiology, nosology, pathogenesis, diagnosis and treatment[J]. Nat Rev Endocrinol, 2016, 12(4): 233-246.

[4] Whyte MP. Hypophosphatasia: an overview for 2017[J]. Bone, 2017, 102: 15-25.

[5] Vogt M, Girschick H, Schweitzer T, et al. Pediatric hypophosphatasia: lessons learned from a retrospective single-center chart review of 50 children[J]. Orphanet J Rare Dis, 2020, 15(1): 212.

[6] Mornet E. Hypophosphatasia[J]. Metabolism, 2018, 82: 142-155.

[7] Waymire KG, Mahuren JD, Jaje JM, et al. Mice lacking tissue non-specific alkaline phosphatase die from seizures due to defective metabolism of vitamin B-6[J]. Nat Genet, 1995, 11(1): 45-51.

[8] Baumgartner-Sigl S, Haberlandt E, Mumm S, et al. Pyridoxine-responsive seizures as the first symptom of infantile hypophosphatasia caused by two novel missense mutations (c. 677T > C, p. M226T; c. 1112C > T, p. T371I) of the tissue-nonspecific alkaline phosphatase gene[J]. Bone, 2007, 40(6): 1655-1661.

[9] Baujat G, Michot C, Le Quan Sang KH, et al. Perinatal and infantile hypophosphatasia: clinical features and treatment[J]. Arch Pediatr, 2017, 24(5S2): 5S61-5S65.

[10] Mohn A, De Leonibus C, de Giorgis T, et al. Hypophosphatasia in a child with widened anterior fontanelle: lessons learned from late diagnosis and incorrect treatment[J]. Acta Paediatr, 2011, 100(7): e43-e46.

[11] Ng E, Ashkar C, Seeman E, et al. A low serum alkaline phosphatase may signal hypophosphatasia in osteoporosis clinic patients[J]. Osteoporos Int, 2023, 34(2): 327-337.

[12] Iqbal SJ, Brain A, Reynolds TM, et al. Relationship between serum alkaline phosphatase and pyridoxal-5'-phosphate levels in hypophosphatasia[J]. Clin Sci (Lond), 1998, 94(2): 203-206.

[13] Whyte MP, Mahuren JD, Vrabel LA, et al. Markedly increased circulating pyridoxal-5'-phosphate levels in hypophosphatasia. Alkaline phosphatase acts in vitamin B6 metabolism[J]. J Clin Invest, 1985, 76(2): 752-756.

[14] Cinque L, Pugliese F, Salcuni AS, et al. Clinical and molecular description of the first Italian cohort of 33 subjects with hypophosphatasia[J]. Front Endocrinol (Lausanne), 2023, 14: 1205977.

[15] Wiedemann P, Schmidt FN, Amling M, et al. Zinc and vitamin D deficiency and supplementation in hypophosphatasia patients-A retrospective study[J]. Bone, 2023, 175: 116849.

[16] Whyte MP, Simmons JH, Moseley S, et al. Asfotase Alfa for infants and young children with hypophosphatasia: 7 year outcomes of a single-arm, open-label, phase 2 extension trial[J]. Lancet Diabetes Endocrinol, 2019, 7(2): 93-105.

[17] Whyte MP, May JD, McAlister WH, et al. Vitamin B6 deficiency with normal plasma levels of pyridoxal 5'-phosphate in perinatal hypophosphatasia[J]. Bone, 2021, 150: 116007.

[18] Sugano H, Matsumoto T, Miyake K, et al. Successful gene therapy in utero for lethal murine hypophosphatasia[J]. Hum Gene Ther, 2012, 23(4): 399-406.

第四节　精神发育运动迟滞 49 型

【概述】

精神发育运动迟滞 49 型（OMIM# 617752）也称为 Clark-Baraitser 综合征。*TRIP12* 基因被认为是相关的致病基因[1]。该综合征的特征是智力障碍（ID）、伴或不伴孤独症谱系障碍（ASD）、言语迟缓、运动迟缓、行为异常和面部畸形[2]。

【流行病学】

精神发育运动迟滞 49 型是一种罕见的常染色体显性遗传疾病，根据国外罕见病数据库（Orphane）显示，该病患病率 <1/1 000 000。

【遗传学】

TRIP12 基因杂合突变引起的精神发育迟滞 49 型是常染色体显性遗传疾病。*TRIP12* 基因位于 2 号染色体的 q36.3 位点，长度接近 168 kb，属于 HECT 结构域 E3 泛素连接酶家族，在各种组织中广泛表达。*TRIP12* 基因选择性表达外显子导致 14 种不同蛋白质亚型的产生，长亚型包括催化 HECT 结构域（与 E6-AP 羧基末端同源）、WWE 结构域（色氨酸 - 色氨酸 - 谷氨酸）、ARM 结构域（臂蛋白 /β- 连环蛋白结构类

重复序列）和 IDR 结构域（固有无序区域）。迄今共发现 *TRIP12* 基因近 100 种致病变异，包括大片段缺失、插入缺失和单核苷酸变异，这些变异包括 21 种无义突变、29 种移码插入 / 缺失、13 种剪接位点突变和 10 种错义突变[3]。尚无确切热点变异。

【发病机制】

TRIP12 蛋白作为 E3 泛素蛋白连接酶发挥作用，直接催化底物泛素化，从而标记细胞蛋白进行蛋白酶体降解[4]。TRIP12 参与泛素融合降解途径，以及 DNA 损伤诱导的染色质泛素化的调节，在细胞周期进程、DNA 损伤修复、染色质重塑和细胞分化等基本细胞过程中发挥关键作用[5]。

TRIP12 基因外显子 12 对基因功能至关重要，该外显子编码 TRIP12 蛋白的 561 ～ 614 个氨基酸，该序列在哺乳动物物种和非哺乳动物物种中高度保守。

TRIP12 基因 ARM 结构域的中间部分包含一段重复序列，它是由 42 个疏水氨基酸组成的串联重复序列，含有 ARM 重复序列的蛋白参与多种细胞功能，如细胞黏附、细胞信号转导、细胞骨架功能、核运输、细胞增殖、分化和泛素化过程。该结构域中 54 个氨基酸缺失，导致蛋白质的空间结构破坏，使得蛋白失去或改变生理功能。TRIP12 的致病变异基因功能丧失和单倍体功能不全，都将导致泛素通路功能障碍，进而引起多种疾病，包括智力障碍、癌症和神经退行性疾病[3]。

【临床表现】

1. *头面部畸形*　大头畸形、方形额头、狭窄和向上倾斜的睑裂、眼距宽、内眦赘皮皱襞、斜视、宽口、嘴角下垂、中切牙间隙增大、尖下巴、大耳垂、低耳位。

2. *肢体异常*　斜指，即手指径向弯曲角度大于 10°；凉鞋畸形间隙，即第一足趾和其他足趾之间的间隙增宽[3]。

3.神经系统异常　智力障碍、攻击性行为、焦虑、孤独症行为、言语和语言发育迟缓，还可出现肌张力减退、多动症、癫痫发作等。

【病例概况】

患者，男，10岁，因"生长迟缓、智力落后10年"就诊，自幼生长较同龄人慢，智力落后，成绩0～30分，无抽搐发作。家族史无特殊。查体：身高134cm（-1.8SD）、体重30.9kg（-0.6SD）、眼裂狭窄、内眦赘皮、宽口、尖下巴、低耳位（图1-2A、B），心肺查体未见异常，斜指（图1-2C、D），睾丸容积6ml，阴毛PH1期。辅助检查：常规生化检查未见异常、甲状腺功能正常范围，IGF-1 288.5ng/ml，头颅MRI、脑电图未见异常；脆性X基因筛查未见异常；全外显子测序分析：TRIP12基因 c.2959dupT（p.Ser987fs），杂合变异，新发。诊断：精神发育运动迟滞49型。最后随访至16岁，身高164cm，体重54kg，智力落后，多动，日常生活可自理。

【实验室检查】

由于该病缺乏特异性临床表现，而智力障碍是多种遗传性疾病的共同表现，对于智力障碍的患者常规行智力检测，生长发育评估，常规行生化检查、代谢筛查、脑电图、头颅MRI评估，以及遗传学检查（染色体核型、脆性X综合征筛查、全外显子测序分析）等。

【诊断和鉴别诊断】

1.诊断　对于出现上述临床表型的个体，在进行分子遗传学检测后，如明确为TRIP12基因的杂合性致病变异即可确诊。

2.鉴别诊断　该病需与智力障碍及发育迟缓相关的疾病相鉴别，如脆性X综合征、Prader-Willi综合征、天使综合征、黏多糖贮积症等。这些疾病与该病临床特征的主要区别在于，除智力障碍外，脆性X综合征患者还有特殊面容（窄脸、面中部发育差、前额突出、下颌前突等）、语言行为障碍、巨大睾丸等，男性患者多见且症状较重；Prader-Willi综合征的患儿常表现为皮肤白、特殊面容，新生儿期喂养困难，2岁后出现食欲亢进、肥胖，以及隐睾、小阴茎等性腺发育不良表现[6]；天使综合征的患儿常出现

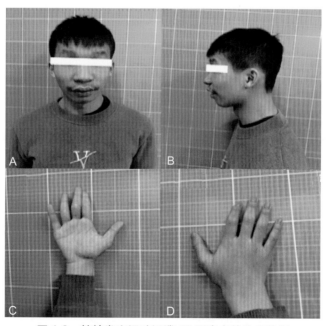

图 1-2　精神发育运动迟滞 49 型患者的临床特征

过度兴奋行为、特征面容及癫痫等[7]；黏多糖贮积症的患儿多有面容粗糙、角膜混浊、肝脾大、多发性骨质疏松等[8]。

【治疗】

1. 对症治疗　精神发育运动迟滞 49 型无特异性治疗手段，以个体化对症治疗为主。对伴精神症状和癫痫者，可选用小剂量抗精神病药物和抗癫痫药物治疗。

2. 促进或改善脑细胞功能的治疗　在特殊教育训练同时，选用脑复康药物治疗。

【遗传咨询】

该病的遗传方式为常染色体显性遗传，理论上女性和男性同样受累。一旦明确先证者致病突变，需对其父母及兄弟姐妹等高危家庭成员进行临床评估，以及致病突变的鉴定。若双亲之一患病，则先证者的同胞患病概率为 50%。而对于精神发育运动迟滞 49 型患者本人，理论上其再生育患儿的风险为 50%。

【预防】

若确诊该病，目前尚无有效的预防措施。对于生育过该疾病患儿的家长，建议再次生育时进行产前诊断。

（陶秋幸　桂宝恒　陈少科　范　歆）

【参考文献】

[1] Bramswig NC, Lüdecke HJ, Pettersson M, et al. Identification of new TRIP12 variants and detailed clinical evaluation of individuals with non-syndromic intellectual disability with or without autism[J]. Hum Genet, 2017, 136(2): 179-192.

[2] Clark RD, Baraitser M. A new X-linked mental retardation syndrome[J]. Am J Med Genet, 1987, 26(1):13-15.

[3] Yi S, Chen F, Qin ZL, et al. Novel synonymous and frameshift variants in the TRIP12 gene identified in 2 Chinese patients with intellectual disability[J]. Neurol Genet, 2022, 8(6):e200025.

[4] Zhang J, Gambin T, Yuan B, et al. Haploinsufficiency of the E3 ubiquitin-protein ligase gene TRIP12 causes intellectual disability with or without autism spectrum disorders, speech delay, and dysmorphic features[J]. Hum Genet, 2017, 136(4): 377-386.

[5] van der Laan L, Rooney K, Alders M, et al. Episignature mapping of TRIP12 provides functional insight into Clark-Baraitser syndrome[J]. IInt J Mol Sci, 2022, 23(22): 13664.

[6] Butler MG, Miller JL, Forster JL. Prader-Willi syndrome - clinical genetics, diagnosis and treatment approaches: an update[J]. Curr Pediatr Rev, 2019, 15(4): 207-244.

[7] Parini R, Deodato F, Di Rocco M, et al. Open issues in mucopolysaccharidosis type I-Hurler[J]. Orphanet J Rare Dis, 2017, 12(1): 112.

[8] Yang LL, Shu XL, Mao SJ, et al. Genotype-phenotype correlations in Angelman syndrome[J]. Genes (Basel), 2021, 12(7): 987.

第五节　Sifrim-Hitz-Weiss 综合征

【概述】

Sifrim-Hitz-Weiss 综合征（SIHIWES；OMIM#617159）是一种罕见的常染色体显性遗传的神经发育障碍疾病。2016 年，Sifrim 等[1]和 Weiss 等[2]先后各报道了 5 例表现为特殊面容、生长发育迟缓、智力障碍、骨骼畸形、先天性心脏病及性腺异常等多器官异常的综合征样症状的患者，并检测出了 CHD4 基因变异，临床上把这类 CHD4 基因变异导致的多器官系统功能障碍的疾病称为 Sifrim-Hitz-Weiss 综合征。

【流行病学】

由于 SIHIWES 报道时间短、病例数少，目前还没有相关流行病学数据供临床参考，需要进一步的统计研究。

【遗传学】

SIHIWES 是一种常染色体显性遗传疾病，目前 CHD4 基因报道最多的变异类型是新发的错义突变，且主要发生在蛋白的 SNF_N 结构域和螺旋酶 -C 端结构域。

2016 年 Sifrim 和 Weiss 等[1-3]分别报道了由 *CHD4* 基因新发错义突变导致的一种特殊畸形的智力发育障碍综合征。迄今为止，全球的该病报道仅 30 多例，大多数属于新发的错义突变，少部分为无义突变，而无义突变的患者临床表型与错义突变患者的临床表型相似度较低，但病例数少，需要进一步收集病例来分析。

【发病机制】

CHD4 基因（OMIM#603277）又称 Mi-2b/SIHIWES/Mi2-BETA，位于染色体 12p13.31 上，共有 40 个外显子，编码含有 1912 个氨基酸的染色质域解螺旋蛋白 DNA 结合蛋白 4（CHD4），属于 CHD 蛋白家族 II 型（包括 CHD3、CHD4 和 CHD5），与其他蛋白不同的是，其结构上有 2 个 PHD 锌指结构域。该蛋白的主要结构域包括：1 个 CHDNT 结构域，2 个 PHD 锌指结构域，2 个 chromo 结构域，1 个 SNF_N 结构域，1 个螺旋酶 -C 端结构域等（图 1-3），其中 chromo 结构域

是一种染色质组织修饰物，可以识别核小体，有助于形成异染色质及调控发育相关基因，SNF_N 结构域即 SNF2-like helicase-ATPase 结构域具有 ATP（三磷酸腺苷）酶活性，为核小体的重塑提供能量，而 PHD 结构域与组蛋白 H3 相互作用可增强 ATP 酶活性。CHD4 是 NuRD（核小体重组和去乙酰化酶）复合体的重要成员，该复合体是通过组蛋白的去乙酰化、核小体重组和转录因子的募集来调控细胞分化、增殖等，在生长发育相关基因的表达抑制和细胞生长调控方面发挥重要作用（图 1-4）。动物实验研究发现 *CHD4* 在小鼠胚胎中广泛表达，尤其是在头部（即大脑、耳和眼），以及中枢神经系统和泌尿生殖系统中高度表达，*CHD4* 基因敲除的纯合型小鼠胚胎致死，而杂合型小鼠会出现生长发育迟缓、脑电波异常、运动障碍、心脏畸形和眼部异常等与 SIHIWES 患者相似的表现。

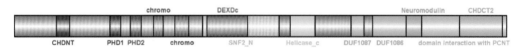

图 1-3　CHD4 蛋白一级结构

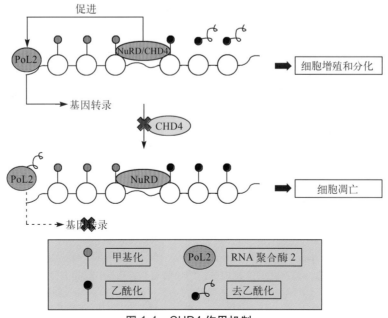

图 1-4　CHD4 作用机制

【临床表现】

SIHIWES 最初是在先天性心脏病/神经发育障碍的患者中通过基因检测和临床表型分析总结出来的。大多数 SIHIWES 患者出生时体重和头围均位于同胎龄平均范围内，母亲妊娠期一般无异常表现，出生后多表现出全面性的发育迟缓（97%），包括语言、运动、智力等方面，主要表现为语言迟缓、轻中度认知/智力障碍、运动迟缓、肌张力低下等；头颅异常（96%），外形多见大头畸形，也有小部分的小头畸形，头部 MRI 可见脑室增大、Chiari Ⅰ 型、胼胝体薄、脑积水、白质异常，还可见烟雾病和卒中；眼部异常（73%）表现为斜视、远视、散光等视力障碍；心脏畸形（65%）主要表现为房（室）间隔缺损、肺动脉瓣异常、动脉导管未闭，还可见法洛四联症、二尖瓣异常等；听力障碍（55%），严重时可致听力丧失（55%）；性腺的异常（65%）多表现在男性患者中，以小阴茎和（或）隐睾多见，女性患者暂未发现明显的生殖系统异常，需要长期及大样本数据进一步评估；骨骼异常（31%），如椎体融合、多指、并指等；还可见其他的表现，如生长激素缺乏、骨骼畸形等 [3]。

此外，面部异常也是 SIHIWES 较常见的临床表现。在约 81% 的患者中可发现相似的特殊面容，主要表现为方形脸、前额高宽、眼距增宽、鼻根短、小耳朵、外耳郭畸形等。但面部表现会随着年龄的增长而不易辨别，婴儿期和儿童期表型更明显（图 1-5）。

【实验室检查】

SIHIWES 涉及的器官和系统异常比较多，最常见的先天性异常主要是神经系统和心血管系统，此外，也会波及眼部、听力和内分泌相关的系统。因此需要对该类患者进行全面的分析。

（1）影像学评估对患者的诊断是重要的，包括头颅及颈椎 MRI、超声心动图、腹部超声、骨骼影像等。

（2）神经系统的相关检查：如烟雾病筛查、颅内血管检测，智力、行为、语言等发育评估，若出现抽搐，可进一步完善脑电图等检测。

（3）骨骼肌肉系统的相关检查。

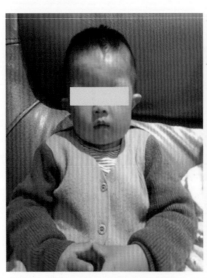
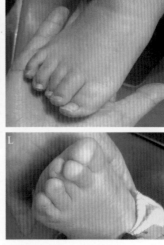

图 1-5　SIHIWES 的临床表型（北京儿童医院内分泌门诊收录）方形脸、前额高宽、低位耳、鼻根短、长人中、足趾畸形

（4）眼科相关检查：包括眼底、视力、视野等检查。

（5）听力相关检查：包括感觉性或传导性听力筛查，婴幼儿推荐听觉脑干诱发电位检测，儿童可以进行纯音测听。

（6）内分泌相关检查：包括性腺、甲状腺、胰岛功能等检查，少部分患者可能存在生长激素水平过低。

（7）生长发育曲线绘制：注意监测患者的头围、身高、体重，可记录至青春期。

（8）致病基因检测及遗传咨询。

【诊断和鉴别诊断】

1. 诊断　目前，SIHIWES 临床报道病例数较少，全球报道仅 30 多例，还未有明确的指南及专家共识对疾病的诊断标准进行定义，临床上对该病的诊断主要依据临床表现及基因结果[4]。

（1）临床诊断证据：①颅面部畸形，大头／小头畸形、方形脸、前额高、眼距增宽、鼻短小、外耳郭异常等；②发育迟缓，出生后发育里程碑较同龄儿迟缓、语言发育迟缓、运动发育迟缓、肌张力低下、智力障碍等；③视力障碍，斜视、远视、散光等；④听力障碍，听力下降、听力丧失等；⑤先天性心脏病，房（室）间隔缺损、肺动脉瓣异常、动脉导管未闭、法洛四联症、二尖瓣异常等；⑥性腺发育异常，男性的小阴茎、隐睾等；⑦骨骼畸形，椎体融合、多指、并指等；⑧头颅影像学，疾病诊断的重要证据，脑室增大、Chiari Ⅰ 型、胼胝体薄、脑积水、白质异常、烟雾病和卒中等。

（2）遗传学诊断证据：通过全外显子／全基因组测序等检测方法发现 CHD4 基因变异。

SIHIWES 的临床表型并不特异，易与其他综合征混淆，因此需要结合遗传学证据来辅助诊断疾病。

2. 鉴别诊断

（1）Holt-Oram 综合征[5]：又称心手综合征，是一种常染色体显性遗传疾病，主要表现为上肢异常和先天性心脏病。有以下表现或者家族史的患者应首先考虑 Holt-Oram 综合征的可能：上肢畸形、先天性心脏畸形、心脏传导性疾病和先天性心脏缺陷家族史。

（2）Cornelia de Lange 综合征，又称 CdLS[6]：是一种临床表现为智力障碍、特殊面容、骨骼畸形、身材矮小及多体征／症状的遗传综合征。主要的临床表现是宫内发育迟缓、出生后身材矮小、手足小、第 5 指弯曲（短）、少指（趾）和（或）无指（趾）、脊柱畸形、先天性心脏／肾脏病、多毛症、发育迟缓、智力障碍、听力障碍和眼部异常等，特殊面容主要表现为小头畸形、连眉和（或）浓眉、短鼻、鼻根凹陷、鼻尖上翻、长（浅）人中、上唇薄、嘴角向下、高腭弓、牙齿稀疏、小下颌、低位耳和（或）耳畸形等。典型的 CdLS 可以在临床被识别，但部分不典型的患者不易被诊断，需要分子学辅助诊断。目前参与致病的基因主要有 7 种：NIPBL、SMC1A、SMC3、RAD21、BRD4、HDAC8、ANKRD11，此外还会考虑嵌合体的存在。SIHIWES 患者并没有表现出连眉和（或）浓眉、鼻根凹陷等特殊面容，且妊娠期及出生后并未发现明显的生长迟缓，而作为 SIHIWES 重要诊断证据的脑结构异常也不是 CdLS 的诊断重点。对于临床证据不足以鉴别的患者，可以进行遗传学检测来进一步确诊。

（3）Nicolaides-Baraitser 综合征（NCBRS）[7]：也是一种智力发育障碍相关综合征，主要临床特点为毛发稀疏、皮下脂肪减少导致的关节突出、特殊面容、小头畸形、癫痫发作、不同程度的智力发育障碍，其中特殊面容是疾病诊断的要点，主要表现为鼻孔前倾、人中长、嘴巴宽、上唇薄、下唇厚、唇色呈朱红色，随着年龄的增长，面部皮肤会变得粗糙，皱纹会增加，但对于临床不典型的病例需要进行基因学诊断协诊，*SMARCA2* 基因致病性变异的检出可用于鉴别诊断。

【治疗】

该疾病属于基因病，暂无明确性病因治疗，目前临床上主要采取对症治疗和个体化治疗，有症状者应及早就医、早期干预及康复锻炼等，可改善患者的生活质量及预后。若患者出生后出现运动、智力等里程碑的落后，可尽早进行干预，如康复锻炼，若明确癫痫，可口服抗癫痫药物；若出现身材矮小，评估排除脊柱侧弯等骨骼畸形不适宜使用生长激素治疗者后可给予生长激素治疗；听力障碍时可通过助听器或人工耳蜗移植术改善患者的听力；对于骨骼畸形患者，程度较轻者可行矫正治疗，程度重者可行手术介入治疗；对于先天性心脏疾病者，必要时可行手术治疗；对于性腺功能障碍患者，可给予体内或体外性激素治疗，成年期生育障碍者可给予体外受孕等生育手段。

【遗传咨询】

CHD4 基因变异遗传方式是常染色体显性遗传，先证者确诊后，其兄弟姐妹的患病风险取决于父母的遗传状况，如果先证者父母携带致病基因，则兄弟姐妹的风险为 50%，如果先证者的突变未在父母白细胞中检查出来，则存在父母生殖系嵌合体的可能，因此兄弟姐妹的风险可略高于一般人，若父母均未受影响，且未出现变体，则同胞的风险较低，而先证者的后代均有 50% 的遗传概率。

【预防】

由于该疾病属于分子遗传性疾病，目前并无有效的预防方法。需要长期评估患者的全身系统，做到尽早诊断、尽早治疗。

（张贝贝　巩纯秀）

【参考文献】

[1] Sifrim A, Hitz MP, Wilsdon A, et al. Distinct genetic architectures for syndromic and nonsyndromic congenital heart defects identified by exome sequencing[J]. Nat Genet, 2016, 48(9): 1060-1065.

[2] Weiss K, Terhal PA, Cohen L, et al. De novo mutations in CHD4, an ATP-dependent chromatin remodeler gene, cause an intellectual disability syndrome with distinctive dysmorphisms[J]. Am J Hum Genet, 2016, 99(4): 934-941.

[3] Weiss K, Lazar HP, Kurolap A, et al. The CHD4-related syndrome: a comprehensive investigation of the clinical spectrum, genotype-phenotype correlations, and molecular basis[J]. Genet Med, 2020, 22(2): 389-397.

[4] Weiss K, Lachlan K. CHD4 neurodevelopmental disorder[M/OL]//Adam MP, Feldman J, Mirzaa GM, et al. GeneReviews Seattle(WA): University of Washington, 1993-2024.

[5] Krauser AF, Ponnarasu S, Schury MP. Holt-Oram Syndrome[M/OL]//StatPearls. Treasure Island (FL): StatPearls Publishing, 2024.

[6] Deardorff MA, Noon SE, Krantz ID. Cornelia de Lange Syndrome[M/OL]//Adam MP, Feldman J, Mirzaa GM, et al. GeneReviews. Seattle (WA): University of Washington, 2005.

[7] Abdul-Rahman O. Nicolaides-Baraitser Syndrome[M/OL]//Adam MP, Feldman J, Mirzaa GM, et al. GeneReviews. Seattle (WA): University of Washington, 2015.

第六节　先天性脊椎骨骺发育不良

【概述】

先天性脊椎骨骺发育不良（spondyloepiphyseal dysplasia congenita，SEDC；OMIM# 183900）是由 *COL2A1* 基因变异引起的一种选择性累及脊柱和长管状骨的发育障碍性疾病。临床特征包括身材矮小、短颈、桶状胸、脊柱侧弯、迟发性骨骺骨化、颧骨发育不全、近视、腭裂等。

【流行病学】

先天性脊椎骨骺发育不良是一种罕见的遗传性疾病，国外发病率约为 1/100 000。目前我国尚无该病的发病率、生存率及累计死亡率报道。

【遗传学】

先天性脊椎骨骺发育不良属于常染色体显性遗传病，由 COL2A1 基因突变所致，其基因型与表型的相关性尚不明确。COL2A1 基因定位于 12q13.11-q13.2，长约 31 510bp，包含 54 个外显子。其中 1～5 号外显子编码 Ⅱ 型前胶原蛋白的 N 端，6～48 号外显子编码三螺旋结构的核心区，49～52 号外显子编码 C 端。COL2A1 基因编码一种由 1487 个氨基酸（134.4kDa）构成的 Ⅱ 型胶原蛋白[1]。COL2A1 基因突变从点突变到复杂的重排，包括错义、无义、缺失、插入、插入 - 缺失（indel）和移码突变，导致一系列 Ⅱ 型胶原病。目前尚未发现 COL2A1 基因的突变热点。

COL2A1 基因相关 Ⅱ 型胶原病的显性遗传主要依赖于两种分子机制：显性负效应和单倍剂量不足。COL2A1 基因最常见的突变是错义突变[2]。截短突变和外显子跳跃突变可导致更严重的 Ⅱ 型胶原病[3, 4]，其中截短突变被认为通过无义介导的 mRNA 降解，导致单倍剂量不足，与 Stickler 发育不良 Ⅰ 型（Stickler dysplasia type Ⅰ，STD- Ⅰ；OMIM# 108300）有关；剪接突变的患者眼部和听觉受损更严重[4]。此外，COL2A1 基因也有生殖腺嵌合体的报道[5]。

【发病机制】

COL2A1 基因编码 Ⅱ 型胶原蛋白 α1 链，3 条相同的 α1 链组成 Ⅱ 型胶原蛋白。前 α1 链含有 300 个 Gly-X-Y 重复序列，Gly 为甘氨酸，X 位置上常为脯氨酸，Y 位置上常为羟基脯氨酸残基，在 Gly-X-Y 重复序列的两侧是 N 端和 C 端前肽。Ⅱ 型胶原蛋白是透明软骨细胞外基质、椎间盘髓核、眼玻璃体液和内耳结构的主要成分，对软骨内骨的形成和生长起基础性作用。Ⅱ 型胶原蛋白分子自发地组装成原纤维，与其他大分子一同构成细胞外支架，对软骨的完整性和生物力学功能至关重要[6]。

COL2A1 基因变异主要涉及 Gly-X-Y 重复序列上必需氨基酸 Gly 的改变[7]。在 COL2A1 基因突变的转基因小鼠中观察到显性负效应[8]和单倍剂量不足[9]的情况，在小鼠胎儿发育过程中出现骨化延迟及生长板的异常，软骨细胞内的粗面内质网池延长，并保留前胶原和其他成分（如纤连蛋白），这种异常的保留引起内质网应激，导致生长板的增殖降低。突变的 Ⅱ 型胶原分子在异常的原纤维中自发组装，导致这些异常原纤维无法与细胞外基质的其他成分相互作用，影响其正常功能的发挥。

【临床表现】

COL2A1 基因变异可导致不同程度的骨骼病变、特殊面容，以及眼部和听觉损害，疾病表现形式广泛。SEDC 是 COL2A1 基因相关的疾病之一，其临床特征主要有身材矮小、骨骼异常、眼部异常、听力异常及神经系统改变等（图 1-6）。

1. 胎儿期改变　妊娠期超声可见胎儿肱骨或股骨短。

2. 新生儿期异常　患儿出生后可能出现呼吸窘迫，X 线检查可发现耻骨、股骨远端和胫骨近端骨骺、距骨和跟骨均未骨化、椎体扁平[10]，部分患儿可出现腭裂[11]。

3. 身高　生长发育迟缓，身材矮小，骨龄明显落后。

4. 头部和颈部　面中部平坦，颧骨发育不全，可出现听力受损[12]。由于眼玻璃体中也存在 Ⅱ 型胶原，患者可出现近视、玻璃体视网膜变性等[13]，且此类患者即使没有近视，也可能发生视网膜脱离[14]。

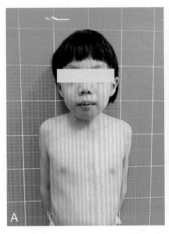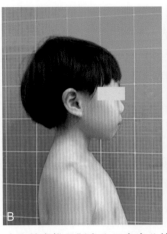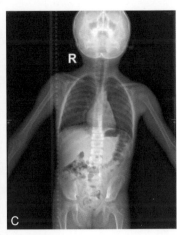

图 1-6　先天性脊椎骨骺发育不良患儿的临床表现

A、B.面中部平坦，下颌后缩，短颈；C.脊柱侧弯

5. 骨骼畸形　颈短、桶状胸、鸡胸、漏斗胸等骨骼畸形，X 线检查可发现脊柱椎体扁平、终板不规则、卵形椎体、耻骨骨化不全（婴儿期）、齿状突发育不全（儿童期）。脊柱侧弯在儿童期更加严重，还有驼背、寰枢椎不稳等椎体异常，进一步增加脊髓损伤的风险。此外，还可出现先天性髋关节脱位、髋内翻畸形（儿童股骨颈部和股骨干之间的角度小于 120°，正常值为 135°～145°）、马蹄足等[15]。骨骼异常随着年龄的增长而增加或加重，导致异常步态[5]。

【病例概况】

一名 8 岁 3 个月女童，因"生长发育迟缓 8 年余"就诊，身高 105.7cm（-4SD）。母亲妊娠期 6～7 个月时产检发现胎儿肢短。全外显子组测序分析：*COL2A1* 基因（NM_001844.4）2644G＞C（p.Gly882Arg），新发变异。全脊柱正侧位 X 线片：腰椎左凸右弯改变，Cobb 角约 5°。患儿使用 rhGH（重组人生长激素）治疗 1 年 2 个月，生长速度约为每个月 0.56cm，此后停药 9 个月，停药期间生长速度约为每个月 0.27cm。最后随访至年龄 10 岁 8 个月，身高 119.2cm（-3.7SD）。

【实验室检查】

1. 骨代谢相关指标　血钙、血磷、碱性磷酸酶、PTH 等。当患者合并骨质疏松时，可出现 PTH 升高等异常。

2. X 线及 MRI 检查　颈部、脊柱、下肢和骨盆的 X 线检查及脊髓 MRI 检查。患者 X 线检查可见脊柱、四肢等骨化延迟，以及椎体发育不良、脊柱后凸、齿状突发育不良等畸形。

3. 分子检测　由于遗传性骨骼疾病表型谱重叠，对于出现上述临床表型且高度怀疑该病的患儿，建议采用基因 Panel 或全外显子测序分析协助诊断。

4. 其他　由于该病导致多器官系统受累，应对患儿进行多方面评估，如进行智力检测、生长发育评估、心电图及脑电图评估、眼科和听力检查、睡眠监测评估、超声心动图等检查。

【诊断和鉴别诊断】

1. 诊断　临床表现结合基因检测结果进行确诊。对于出现上述临床表型的患者，在进行分子遗传学检测后，如果明确为 *COL2A1* 基因的杂合性致病变异，则可确诊为 SEDC。

2. 鉴别诊断

（1）迟发性脊柱骨骺发育不良（spondyloepiphyseal dysplasia tarda，SEDT；OMIM# 313400）：是一种罕见的遗传性骨骼疾病，由 TRAPPC2 基因突变引起，为 X 连锁隐性遗传，男性发病为主，实际发病率尚未确定。据统计，在英国人口中该病发病率约为 1.7/1 000 000。SEDT 的症状通常要到 6～8 岁才显现出来，临床特征包括中度身材矮小（侏儒症）、中度至重度脊柱畸形、桶状胸、躯干不成比例的短和早发的骨关节炎等，表型与 SEDC 重叠，基因检测有助于鉴别。

（2）多发性骨骺发育不良：是一组以骨骺和软骨发育异常为特征的疾病，大多数亚型以常染色体显性遗传方式遗传。临床特征为骨骼畸形或发育不良（包括手、足、膝关节骨骼）、关节疼痛，通常发生在儿童时期，最常见的症状为髋/膝关节疼痛、早发性关节炎和步态不稳。表型与 SEDC 重叠，基因检测有助于鉴别。

（3）ⅣA 型黏多糖贮积症（mucopolysaccharidosis type ⅣA，MPS ⅣA；OMIM#253000）：又称 Morquio 综合征，为常染色体隐性遗传病，由 GALNS 基因突变引起。患儿出生时表现正常，通常 1～3 岁发病。主要临床特征包括身材矮小、骨骼发育不良、脊柱侧弯、牙齿异常和角膜混浊。患儿智力正常，骨骼的异常可能导致神经系统并发症，严重程度各不相同。尿液黏多糖定量阳性、酶活性降低及基因检测发现 GALNS 基因突变，有助于鉴别诊断。

（4）3M 综合征（3M syndrome；OMIM# 273750）：是一种罕见的常染色体隐性遗传病，由 CUL7、CCDC8 和 OBSL1 基因突变引起。主要临床特征为特殊面容，如三角脸、长人中、前额突出、鼻梁低等；产前和产后严重的发育迟缓，智力发育正常。骨骼异常包括骨龄延迟、长骨纤细、椎体前后径减小、关节活动度大、关节脱位、漏斗胸、翼状肩胛骨和扁平足等。该病患者视力、听力正常，基因分析发现 CUL7、CCDC8 或 OBSL1 基因变异，有助于鉴别诊断。

【治疗】

1. 对症治疗　先天性脊椎骨骺发育不良无特异性治疗手段，需要多学科的联合干预治疗，制订个体化、联合管理方法，包括骨科、神经外科手术和呼吸科支持，同时要注重心理支持和肢体康复训练，提高患者生存质量。当脊柱后凸导致阻塞性睡眠呼吸暂停时，可采用呼吸窘迫综合征手术、有创或无创辅助通气等治疗[16]。

2. 促生长治疗　先天性脊椎骨骺发育不良的大部分表型可导致患者严重的身材矮小，生长激素治疗目前已应用于干骺端发育不良等遗传性骨病，生长激素治疗对改善部分患者的身高和身体比例有效，但对不同疾病类型治疗效果差异较大，且第 2 年之后身高改善的速率明显减弱[16]。

【遗传咨询】

先天性脊椎骨骺发育不良的遗传方式为常染色体显性遗传，单个等位基因突变即可起病。若双亲之一是患者，则可能将致病基因遗传给子女，子女中 1/2 可能发病。若双亲都是患者，其子女有 75% 的可能发病。若胎儿为新发突变，父母均不携带致病基因，再发的概率较低，但不能完全排除双亲有生殖细胞嵌合的情况，因此再生育时仍需针对该变异位点进行产前诊断，避免反复生育畸形胎儿。

【预防】

该病目前尚无有效的预防措施，对于生育过该疾病患儿的家长，建议再次生育时进行产前诊断。

（黄逸云　范　歆）

【参考文献】

[1] Huerre-Jeanpierre C, Mattei MG, Weil D, et al. Further evidence for the dispersion of the human fibrillar collagen genes[J]. Am J Hum Genet, 1986, 38(1): 26-37.

[2] Zankl A, Neumann L, Ignatius J, et al. Dominant negative mutations in the C-propeptide of COL2A1 cause platyspondylic lethal skeletal dysplasia, torrance type, and define a novel subfamily within the type 2 collagenopathies[J]. Am J Med Genet A, 2005, 133A(1): 61-67.

[3] Nishimura G, Haga N, Kitoh H, et al. The phenotypic spectrum of COL2A1 mutations[J]. Hum Mutat, 2005, 26(1): 36-43.

[4] Terhal PA, Nievelstein RJ, Verver EJ, et al. A study of the clinical and radiological features in a cohort of 93 patients with a COL2A1 mutation causing spondyloepiphyseal dysplasia congenita or a related phenotype[J].Am J Med Genet A, 2015, 167A(3): 461-475.

[5] Harrod MJ, Friedman JM, Currarino G, et al. Genetic heterogeneity in spondyloepiphyseal dysplasia congenita[J]. Am J Med Genet, 1984, 18(2): 311-320.

[6] Antipova O, Orgel JP. In situ D-periodic molecular structure of type II collagen[J]. J Biol Chem, 2010, 285(10): 7087-7096.

[7] Deng H, Huang XJ, Yuan LM. Molecular genetics of the COL2A1-related disorders[J]. Mutat Res Rev Mutat Res, 2016, 768: 1-13.

[8] Donahue LR, Chang B, Mohan S, et al. A missense mutation in the mouse Col2a1 gene causes spondyloepiphyseal dysplasia congenita, hearing loss, and retinoschisis[J]. J Bone Miner Res, 2003, 18(9): 1612-1621.

[9] Barbieri O, Astigiano S, Morini M, et al. Depletion of cartilage collagen fibrils in mice carrying a dominant negative Col2a1 transgene affects chondrocyte differentiation[J]. Am J Physiol Cell Physiol, 2003, 285(6): C1504-C1512.

[10] Spranger JW, Langer LO Jr. Spondyloepiphyseal dysplasia congenita[J]. Radiology, 1970, 94(2): 313-322.

[11] Anderson IJ, Goldberg RB, Marion RW, et al. Spondyloepiphyseal dysplasia congenita: genetic linkage to type II collagen (COL2AI)[J]. Am J Hum Genet, 1990, 46(5): 896-901.

[12] Hoornaert KP, Dewinter C, Vereecke I, et al. The phenotypic spectrum in patients with arginine to cysteine mutations in the COL2A1 gene[J]. J Med Genet, 2006, 43(5): 406-413.

[13] Hamidi-Toosi S, Maumenee IH.Vitreoretinal degeneration in spondyloepiphyseal dysplasia congenita[J]. Arch Ophthalmol, 1982, 100(7): 1104-1107.

[14] Bach C, Maroteaux P, Schaeffer P, et al. Congenital spondylo-epiphysial dysplasia with multiple abnormalities[J]. Arch Fr Pediatr, 1967, 24(1): 23-33.

[15] Wynne-Davies R, Hall C. Two clinical variants of spondylo-epiphysial dysplasia congenita[J]. J Bone Joint Surg Br, 1982, 64(4): 435-441.

[16] 何琴，吴蔚 . II 型胶原病诊治进展 [J]. 中华骨质疏松和骨矿盐疾病杂志 , 2023, 16(2): 180-188.

第七节　DEND 综合征

【概述】

DEND（developmental delay, epilepsy, and neonatal diabetes）综合征是一种罕见的通道病[1]，2004 年由 Gloyn 等首次报道[2]并于 2006 年正式命名为 DEND 综合征[3]。临床主要表现为发育迟缓、癫痫和永久性新生儿糖尿病（permanent neonatal diabetes mellitus，PNDM），可伴有注意缺陷多动障碍等特征[4]，为 KATP 通道变异型 PNDM 中最严重的一种类型。

【流行病学】

DEND 综合征总发病率为 1/177 万～ 1/60 万[5]，其中由 KCNJ11 变异所致占 20%～ 30%，由 ABCC8 变异所致的 DEND 综合征发病率尚未见报道。该病多为散发病例，国内仅见个案报道。

【遗传学】

DEND 综合征是一种单基因疾病，由 11 号染色体上编码 KATP 通道的 Kir6.2 亚基和磺酰脲类受体 1 亚基（SUR1 亚基）的 *KCNJ11* 基因和 *ABCC8* 基因变异引起，为常染色体隐性遗传，但在个别报道的家族病例中呈常染色体显性遗传。部分纯合或复合杂合变异为隐性遗传，后代多不发病 [6]。

【发病机制】

Kir6.2 亚基和 SUR1 亚基广泛分布于胰岛 β 细胞、神经细胞、脑组织、骨骼肌等多种组织细胞中。当编码胰岛 β 细胞 KATP 通道的 Kir6.2 亚基或 SUR1 亚基的 *KCNJ11* 基因和 *ABCC8* 基因发生变异时，KATP 通道与细胞内 ATP 亲和力下降，在葡萄糖刺激下无法正常关闭，细胞膜持续处于超极化状态，细胞外 Ca^{2+} 无法内流，从而导致细胞内胰岛素无法正常释放。癫痫的发生与海马中抑制性中间神经元的活性降低有关 [7]。小鼠动物模型研究显示，海马神经元的突触前膜和突触后膜存在高密度的 KATP 通道，因此 KATP 通道变异会持续性降低海马突触前膜电位，从而减少 Ca^{2+} 内流。同时通过阻断 Mg^{2+} 通道降低 N- 甲基 -D- 天门冬氨酸受体（NMDAR）的功能 [8]。*NARS2* 基因变异所致神经系统症状推测与神经细胞线粒体功能损害有关，但具体的发病机制未得到阐述 [9]。

【临床表现】

临床主要表现为发育迟缓、局部或全身性惊厥发作和永久性新生儿糖尿病，部分患者可伴有听力障碍、注意缺陷多动障碍、认知和运动功能障碍、肌张力低下等特征。

1. 足月小样儿　由 *KCNJ11* 基因和 *ABCC8* 基因变异所致的 DEND 综合征未见有足月小样儿的报道，最新报道 *NARS2* 基因变异的 DEND 综合征患者出生体重位于正常出生体重儿的 -2SD 以下 [7]。

2. 特殊面容　患者可出现双眼突出、双侧上睑下垂、鼻子短小、鼻孔前倾、长人中、厚耳朵等特殊面容改变 [3]。

3. 精神运动发育迟缓　多于 2.5 个月后出现运动发育落后或倒退。患者 5 个月时仍不能抬头，3 岁时无法行走，严重落后者 19 岁仍无法说话，不能与外界交流 [10]。常伴有不同程度的肌张力低下、眼手协调障碍、听力受损、运动和认知障碍及饮水困难等 [11]，重症者可出现进行性脑萎缩 [7] 或颅内出血 [12]。

4. 癫痫发作　患者于 3～6 个月出现惊厥发作，可表现为局灶性发作，如肢体抖动，也可表现为全身肢体强直，每次持续 5～10 分钟，一天发作可多达 10 次 [13]。脑电图多表现为缓慢的高电压背景，伴有与高峰失律一致的多灶性癫痫样放电。部分变异类型，如 *V59M*、*H46L*、*G53D* 可不伴有癫痫 [14]，临床定义为中间型 DEND 综合征（intermediate developmental delay, epilepsy, and neonatal diabetes syndrome, iDEND）[15]，其中 *V59M* 变异所致 iDEND 综合征最常见，占 50% 以上 [16]。

5. 永久性新生儿糖尿病　高血糖多出现于出生后 3 个月内，最早在出生后第一天即发病 [3]，初发时常伴有酮症酸中毒。患者胰岛素自身抗体检测阴性，C 肽水平多降低，也有 C 肽水平正常的报道 [3]。

【实验室检查】

临床上出现精神运动发育迟缓、癫痫和新生儿糖尿病等表现者，可进行全外显子测序以明确致病基因。

由于该病导致多器官系统受累，除糖尿病相关检测如血糖、糖化血红蛋白、C 肽、糖尿病自身抗体等之外，还应同时对患者进行多方面评估，如生长发育评估、智力筛查、听力和视力检测，完善心脏彩超、脑电图、肌电图、颅脑 MRI 等检查。

【诊断和鉴别诊断】

1. 诊断　由于疾病病例较少，目前还没有相关的国际共识或标准，主要依靠临床症状，故对于出现上述临床表型的先证个体，在进行分子遗传学检测后即可确诊。

2. 鉴别诊断　DEND 综合征需与其他单基因糖尿病相关的遗传综合征相鉴别，见表 1-4。

【治疗】

1. 口服磺酰脲类药物　磺酰脲类药物能有效控制绝大部分 DEND 综合征患者的血糖，降低糖化血红蛋白（HbA1c）水平，对发育落后及认知障碍也有部分改善作用。在基因检测确认存在 KATP 通道激活变异后尽早开始磺酰脲类药物治疗，对于临床高度怀疑患 DEND 综合征者，即使不进行基因检测，也可以尝试磺酰脲类药物的试验性治

疗[17]。口服剂量存在较大的个体差异。通常从 0.1 ～ 0.2mg/（kg·d）开始逐渐增加至 0.8 ～ 2mg/kg。但也有对磺酰脲类药物治疗不敏感的报道，此与基因变异的类型有关（如 L164P、Q52R 等变异）。对于这类患者，目前临床仍给予胰岛素皮下注射治疗。Friesacher 等[18] 通过动物电生理实验证实倍他洛尔、美他洛尔，以及曲伏前列素、拉坦前列素能有效抑制过度活跃的 IKir6.2/Sur2a 通道，有望成为治疗磺酰脲类耐药型 DEND 综合征患者的新型药物。

2. 发育迟缓　应定期监测患者的发育情况，早期、个性化地制订干预措施；对于大运动和精细运动发育延迟的患者，尽早进行专业的康复训练；言语障碍除语言治疗外，应关注非语言沟通方式，在适当的时候尽早使用辅助交流工具。

表 1-4　DEND 综合征与其他疾病的鉴别诊断

疾病名称	遗传类型	致病基因	相似的临床表现	差异性临床表现
Wolcott-Rallison 综合征	多数为常染色体隐性遗传，少数为常染色体显性遗传	编码调节内质网应激反应蛋白的 *EIF2AK3* 基因纯合变异或复合杂合突变，导致错误折叠蛋白累积	PNDM	骨骺发育不良、复发性肝功能/肾功能异常
IPEX 综合征	X 连锁隐性遗传	*FOXP3* 基因	PNDM	内分泌多腺体病综合征、皮肤损害、肠病、IgE 升高及危及生命的感染
Fanconi-Bickel 综合征	常染色体隐性遗传	*SLC2A2/GLUT2* 变异糖转运机制缺陷	PNDM、生长迟缓	腹胀、肝大、低血糖、肝糖原堆积、高半乳糖血症
Mitchell-Riley 综合征	常染色体隐性遗传	*RFX6* 变异，参与胰岛分化	PNDM、宫内发育迟缓	胰腺缺失或异常、肠闭锁、胆囊缺如、慢性腹泻
Rogers 综合征（也称 TRMA 综合征）	常染色体隐性遗传	*SLC19A2* 变异参与维生素 B_1 向胞内转运	PNDM	维生素 B_1 反应性巨幼细胞性贫血、感音神经性聋
Wolfram 综合征	常染色体隐性遗传	*WFS1* 或 *CISD2* 变异，调节内质网应激	早发糖尿病	视神经萎缩、尿崩症、耳聋

3. 癫痫 对于有癫痫发作的患者，应同时进行抗癫痫治疗。常用的药物有丙戊酸钠、苯巴比妥、卡马西平和左乙拉西坦等。

4. 其他治疗 对于存在线粒体功能障碍的患者（如由 *NARS2* 基因变异所致），可给予维生素 B_1、左卡尼汀、辅酶 Q10 等口服。

【遗传咨询】

该病的遗传方式为常染色体隐性遗传，理论上女性和男性同样受累。尽管报道该病的先证者 90% 是由新生变异而致病，但国外已有姐弟均患病的个案报道。因此，建议对于已生育该病患者的父母和同胞兄弟姐妹应进行评估并完善基因检测。先证者父母再生育时建议进行产前基因诊断。

【预防】

该病目前尚无有效的预防措施，患者本人目前没有生育的报道。对于生育过该病患者的家长，建议再次生育时进行产前诊断。

（张晓红　陈瑞敏）

【参考文献】

[1] Houtman MJC, Friesacher T, Chen X, et al. Development of IKATP ion channel blockers targeting sulfonylurea resistant mutant KIR6.2 based channels for treating DEND syndrome[J]. Front Pharmacol, 2022, 12:814066.

[2] Gloyn AL, Pearson ER, Antcliff JF, et al. Activating mutations in the gene encoding the ATP-sensitive potassium-channel subunit Kir6.2 and permanent neonatal diabetes[J].N Engl J Med, 2004, 350(18): 1838-1849.

[3] Gloyn AL, Diatloff-Zito C, Edghill EL, et al. KCNJ11 activating mutations are associated with developmental delay, epilepsy and neonatal diabetes syndrome and other neurological features[J]. Eur J Hum Genet, 2006, 14(7): 824-830.

[4] Pipatpolkai T, Usher S, Stansfeld PJ, et al. New insights into KATP channel gene mutations and neonatal diabetes mellitus[J]. Nat Rev Endocrinol, 2020, 16(7): 378-393.

[5] De Franco E, Flanagan SE, Houghton JAL, et al. The effect of early, comprehensive genomic testing on clinical care in neonatal diabetes: an international cohort study[J]. Lancet, 2015, 386(9997): 957-963.

[6] 王春林，卢惠元. 新生儿糖尿病的诊治思路 [J]. 临床儿科杂志, 2022, 40(5): 328-333, 338.

[7] Singh P, Rao SC, Parikh R. Neonatal diabetes with intractable epilepsy: DEND syndrome[J]. Indian J Pediatr, 2014, 81(12): 1387-1388.

[8] Yahil S, Wozniak DF, Yan ZH, et al. Cognitive deficits and impaired hippocampal long-term potentiation in KATP-induced DEND syndrome[J].P Natl Acad Sci USA, 2021, 118(45): e2109721118.

[9] Yagasaki H, Sano F, Narusawa H, et al. Compound heterozygous variants of the NARS2 gene in siblings with developmental delay, epilepsy, and neonatal diabetes syndrome[J]. Am J Med Genet, 2022, 188(8): 2466-2471.

[10] Cho JH, Kang E, Lee BH, et al. DEND syndrome with heterozygous KCNJ11 mutation successfully treated with sulfonylurea[J]. J Korean Med Sci, 2017, 32(6): 1042-1045.

[11] Maejima Y, Hasegawa S, Horita S, et al. Water intake disorder in a DEND syndrome afflicted patient with R50P mutation[J]. Endocr J, 2015, 62(4): 387-392.

[12] Wu B, Xu W. Case report: Neonatal diabetes mellitus caused by KCNJ11 mutation presenting with intracranial hemorrhage[J]. Front. Neurol, 2023, 14: 1072078.

[13] Tikhonovich Y, Petryaykina E, Zubkova N, et al. Early transition to sulfonylurea therapy in infant with DEND syndrome due to F132L ABCC8 mutation[J]. Acta Diabetol, 2022, 59(9): 1251-1253.

[14] 王彤，于淼，卢超霞，等. 13 例 ATP 敏感性钾通道基因突变所致新生儿糖尿病的分子遗传学及临床特征分析 [J]. 中华糖尿病杂志, 2017, 9(6): 350-355.

[15] Stanik J, Gasperikova D, Paskova M, et al. Prevalence of permanent neonatal diabetes in Slovakia and successful replacement of insulin with sulfonylurea therapy in KCNJ11 and

ABCC8 mutation carriers[J]. J Clin Endocrinol Metab, 2007, 92(4): 1276-1282.

[16] Clark RH, McTaggart JS, Webster R, et al. Muscle dysfunction caused by a KATP channel mutation in neonatal diabetes is neuronal in origin[J]. Science, 2010, 329(5990): 458-461.

[17] Marshall BA, Green RP, Wambach J, et al. Remission of severe neonatal diabetes with very early sulfonylurea treatment[J]. Diabetes Care, 2015, 38(3): e38-e39.

[18] Friesacher T, Houtman MJC, Chen XY, et al. Development of I_{KATP} ion channel blockers targeting sulfonylurea resitant mutant $K_{IR}6.2$ based channels for treating DEND syndrome[J]. Biophys J, 2022, 121(3): 388a.

第八节　Ⅰ型肢端发育不良

【概述】

Ⅰ型肢端发育不良（acrodysostosis type 1，ACRDYS1；OMIM#188830）由 *PRKAR1A* 突变导致 GPCR-Gsα-cAMP-PKA 信号通路异常引起，在 1968 年由 Pierre Maroteaux 等首次报道[1]，Robinow 等于 1971 年进一步回顾[2]。临床特征性表现包括身材矮小、短指、面部畸形、不同程度的肥胖和（或）智力残疾。该病通常与骨龄加速和多种激素抵抗有关，尤其是甲状旁腺激素（PTH）和甲状腺激素（TH）[3]。

【流行病学】

Ⅰ型肢端发育不良是一种罕见的遗传性疾病，国内外报道的肢端发育不全症病例数量少，尚无发病率及流行病学等数据[4]。

【遗传学】

Ⅰ型肢端发育不良属于常染色体显性遗传疾病。*PRKAR1A*（17q24.2）基因是目前报道的唯一致病基因，其由 16 个外显子组成，*PRKAR1A* 基因突变大多数是无义突变或插入/缺失突变，导致无义介导的 mRNA 降解和蛋白质的翻译缺失[5]。大多数病例是散发性的，有证据表明存在父亲的年龄效应，提示该表型可能是新发突变导致的[6]。

迄今 *PRKAR1A* 基因共发现 219 个致病性变异，包括72个无义变异、7 个缺失插入、28 个小片段插入、34 个剪接突变等，其中 c.1102C > T（p.Arg368*）为常见突变。

【发病机制】

PRKAR1A 基因主要指导蛋白激酶 A（protein kinase A，PKA）调节亚单位的合成，是 PKA 四聚体（2 个调节亚单位、2 个催化亚单位）的关键组成部分之一。PRKAR1A 蛋白具有抑制/激活 PKA 活化的重要功能，参与调节环磷酸腺苷（cyclic adenosine monophosphate，cAMP）的细胞内物质代谢及调控细胞的增殖、分化和凋亡[5]。*PRKAR1A* 基因由 1 个 N 端调节性二聚化/对接结构域、1 个包含抑制位点的连接接头和 2 个 cAMP 结合域共同构成。PRKAR1A 蛋白本身是一个无活性复合体，与 cAMP 分子结合后引起可逆的空间构象变化，从而激活 PKA 并释放出活性催化亚基，是 cAMP 信号传导的主要介导方式[7]。

【临床表现】

临床表现见图 1-7。

1. 头颈面部异常　鼻孔前倾、宽鼻尖、牙齿萌出延迟、牙齿咬合不正、鼻梁凹陷、内眦赘皮、下颌畸形、面中部凹陷、部分先天性缺牙。

2. 肢体异常　短指、手掌宽阔、桡骨头脱位、长拇指、掌骨短、手掌短、手指指骨短。

3. 代谢/体内平衡异常　降钙素浓度升高、甲状旁腺激素水平升高、血磷升高。

4. 耳部异常　听力障碍。

5. 内分泌系统异常　先天性甲状腺功能减退症、生长激素对生长激素释放激素激发的反应降低、循环促甲状腺激素浓度升高、性腺功能减退。

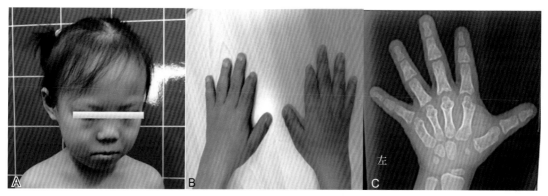

图 1-7　Ⅰ型肢端发育不良患儿的临床表现

A. 面中部发育不良、鼻柱短、朝天鼻、人中长；B. 手指短小；C. 指骨短、指骨干骺端膨大、边缘毛糙

6. 眼部异常　蓝色虹膜、眼距过宽、视神经萎缩、斜视。

7. 泌尿生殖系统异常　隐睾、单侧肾发育不全。

8. 皮肤异常　黑色素细胞痣。

9. 肌肉骨骼系统异常　骨骼成熟加速、短头畸形、颅骨骨质增生、手指骨的锥形骨骺、点状骨骺、上颌骨发育不全、椎体发育不良、椎弓根间距离窄、新生儿骨骺点状、脊柱侧弯、跖骨短、椎管狭窄。

10. 神经系统异常　脑积水、智力障碍、整体轻度发育迟缓。

11. 生长异常　不成比例的短肢矮小身材、胎儿生长受限。

【病例概况】

5 岁 4 个月女性患儿，因"身材矮小"就诊。体格检查：身高 96.1cm（-4SD），鼻柱短、朝天鼻、人中长、手指短小、脊柱轻度侧弯。辅助检查：生长激素激发试验峰值 6.61ng/ml，胰岛素生长因子 -1113ng/ml。甲状腺功能，TSH 37.57mIU/L（↑）。甲状旁腺素 401.1pg/ml（↑），钙 2.37mmol/L，磷 1.83mmol/L（↑），骨密度降低。全外显子组测序分析：PRKAR1A 基因 c.1102C＞T（p.Arg368*）杂合变异，新发，为致病性变异。患儿使用生长激素治疗 3 年，身高增长分别为第一年 10.5cm，第二年 7.3cm，

第三年 8.1cm，最后随访患儿身高 125.6cm（-1SD），体重 23.5kg（-1SD）。

【实验室检查】

对于出现上述临床表型且高度怀疑该病的患儿，建议采用基因检测，全外显子测序分析或骨骼疾病基因检测有助于明确致病性基因。由于该病可能导致多器官系统受累，应对患儿进行多方面评估，如生长发育评估、视力、听力测评、X 线片、骨密度、激素水平等检查等。

【诊断和鉴别诊断】

1. 诊断　对于出现上述临床表型的个体，在进行分子遗传学检测后如果明确致病基因为 PRKAR1A 即可确诊。

2. 鉴别诊断　Ⅰ型肢端发育不良需与假性甲状旁腺功能减退症（pseudohypoparathyroidism，PHP）、假性假甲状旁腺功能减退症（pseudopseudohypoparathyroidism，PPHP）等相关疾病相鉴别，它们均为由 G 蛋白偶联受体 -G 蛋白 α 亚单位 - 环磷酸腺苷 - 蛋白激酶 A（GPCR-Gsα-cAMP-PKA）信号通路异常导致的疾病，故临床表现和生化特征有重叠，容易造成误诊误治[8]。该病临床特征与 PHP、PPHP 的区别在于 ACRDYS1 骨骼发育不良更为严重、产前发病和明显的短指[9]。假性甲状旁腺功能减退症及假性假甲状旁腺功能减退症在骨骼发育

障碍方面表型较温和，为圆脸、短颈、皮下骨化、鼻子扁平、异位骨化、短掌骨（尤其是第 4 和第 5 掌骨）[10]，且 PPHP 无激素抵抗。

【治疗】

1. 对症治疗　ACRDYS1 综合征并无特异性治疗手段，目前仅遵循个体化对症治疗方案。对面部发育异常的患儿可考虑行面容整形手术治疗，对睡眠呼吸障碍的患儿采用气道正压通气有效[10]。

2. 激素治疗　PRKAR1A 突变患者更多表现出激素抵抗（甲状旁腺激素 76%；促甲状腺激素 73%；卵泡刺激素 18%）[11]。对于激素抵抗的患者给予相应的对症处理，每月定期复诊，激素水平稳定患者可每 3～6 个月复诊。身材矮小或生长激素缺乏患儿给予生长激素治疗，可改善身高状况，每月定期复诊。

【遗传咨询】

该病的遗传方式为常染色体显性遗传，理论上女性和男性同样受累，据报道 PRKAR1A 基因中致病变异的外显率几乎为 100%[12]。一旦明确先证者致病突变，必须对其父母进行临床表现和致病突变的鉴定，防止其父母之一为该突变的生殖腺嵌合体，当双亲之一患病时，则先证者的同胞患病概率为 50%。而对于 ACRDYS1 综合征患者本人，理论上其再生育患儿的风险为 50%。

【预防】

若确诊该病，目前尚无有效的预防措施，对于生育过该疾病患儿的家长，建议再次生育时进行产前诊断。

（周　絮　桂宝恒　范　歆）

【参考文献】

[1] Michot C, Le Goff C, Blair E, et al. Expanding the phenotypic spectrum of variants in PDE4D/PRKAR1A: from acrodysostosis to acroscyphodysplasia[J].Eur J Hum Genet, 2018, 26(11): 1611-1622.

[2] Robinow M, Pfeiffer RA, Gorlin RJ, et al. Acrodysostosis：A syndrome of peripheral dysostosis, nasal hypoplasia, and mental retardation[J]. Am J Dis Child, 1971, 121(3):195-203.

[3] Sierrasesúmaga Martín P, Berrade Zubiri S, Chueca Guindulain MJ, et al. Respiratory impairment in a patient with acrodysostosis: a rare association of an uncommon pathology[J]. Arch Argent Pediatr, 2021, 119(4): e340-e344.

[4] 郑婉祺，李秀珍 . 肢端发育不全症的诊治进展[J]. 国际儿科学杂志，2021, 48(11): 775-779.

[5] Bossis I, Stratakis CA. Minireview: PRKAR1A: normal and abnormal functions[J]. Endocrinology, 2004, 145(12): 5452-5458.

[6] Lee H, Graham JM Jr, Rimoin DL, et al. Exome sequencing identifies PDE4D mutations in acrodysostosis[J]. Am J Hum Genet, 2012, 90(4): 746-751.

[7] Bruystens JG, Wu J, Fortezzo A, et al. Structure of a PKA RIα recurrent acrodysostosis mutant explains defective cAMP-dependent activation[J]. J Mol Biol, 2016, 428(24 Pt B): 4890-4904.

[8] 谌飞，覃再隆，陈少科，等 . PRKAR1A 基因突变导致肢端发育不全 1 型 4 例分析 [J]. 检验医学，2021, 36(2): 147-152.

[9] Linglart A, Menguy C, Couvineau A, et al. Recurrent PRKAR1A mutation in acrodysostosis with hormone resistance[J]. N Engl J Med, 2011, 364(23): 2218-2226.

[10] Nayır Büyükşahin H, Emiralioglu N, Simşek Kiper P Ö, et al. Evaluation of polysomnography findings in children with genetic skeletal disorders[J]. J Sleep Res, 2023, 32(5): e13914.

[11] Ueyama K，Namba N，Kitaoka T，et al. Endocrinological and phenotype evaluation in a patient with acrodysostosis[J]. Clin Pediatr Endocrinol, 2017, 26(3): 177-182.

[12] Gupta N, Kitzler T, Albrecht S, et al. Carney complex: a curious case of a rare cancer syndrome caused by a novel pathogenic mutation in the PRKAR1A gene[J]. BMJ Case Rep, 2021, 14(4): e241886.

第2章 以面部异常为主要特征的综合征

第一节 Wiedemann–Rautenstrauch 综合征

【概述】

Wiedemann-Rautenstrauch 综合征（Wiedemann-Rautenstrauch syndrome，WDRTS；OMIM#264090）又称为新生儿早老综合征（neonatal progeroid syndrome），是一种罕见的早老化疾病。1977 年 Rautenstrauch 和 1979 年 Wiedemann 相继报道该病，1981 年 Devos 等将该病命名为 Wiedemann-Rautenstrauch 综合征[1]。新生儿期即出现早老化外观，表现为头发稀疏、头皮静脉显露、假性脑积水、皮下脂肪萎缩，伴有特征性颅面部、生长发育迟缓等，生存期短，平均存活时间为 7 个月。WDRTS 为常染色体隐性遗传病，可能是由 RNA 聚合酶Ⅲ亚基 A 基因（RNA polymerase Ⅲ subunit A gene，POLR3A）的双等位基因变异引起[2-4]。

【流行病学】

迄今，该病无发病率统计。综述文献，目前报道 40 余例，男女比例为 7 : 11。患者多为欧洲血统，美国及印度仅个例报道，国内未见报道。

【遗传学】

WDRTS 是一种罕见的常染色体隐性遗传病。研究指出该疾病主要由 POLR3A 双等位基因变异引起[3-5]。POLR3A 位于染色体 10q22.3，由 31 个外显子构成，编码 POLR3A 蛋白。变异多位于内含子区，推测与剪切位点改变相关，但具体机制尚不清楚。此外，POLR3A 双等位基因错义或错义突变的反式剪接或截断变异的基因型也与低髓鞘性脑白质营养不良的独特表型相关。

【发病机制】

早老化疾病是由影响基因组稳定、DNA 修复、核结构、染色质结构、表观遗传调节、线粒体功能及细胞外基质组成的基因变异引起的。WDRTS 是一种与 POLR3A 基因变异相关的脑白质营养不良疾病。POLR3A 属于 RNA 聚合酶Ⅲ（POLR3）家族，从酵母菌到哺乳动物均高度保守，在组织中广泛表达。在 tRNA、5S rRNA、7SK rRNA 等小 RNA 的转录调控中起重要作用。POLR3A 编码 DNA 依赖的 RNA 聚合酶Ⅲ的最大亚基，与 POLR3B 共同构成催化核心。该基因变异降低了 RNA 聚合酶Ⅲ复合物的催化功能，可导致多系统受累，临床家系病例报道已提供证据支持。但确切的发病机制与 POLR3A 水平下降相关的各种体征和症状背后的机制，如脂肪组织异常、牙齿、骨骼和髓鞘形成等，尚不清楚[3-5]。

【临床表现】

WDRTS 表型多样[1, 2]，具有可识别的临床特征：宫内生长受限，新生儿早老化外观，特征性颅面部，广泛皮下脂肪减少，局限性脂肪堆积，牙齿异常。研究指出皮下脂肪减少、小下颌和头皮静脉突出是患者一致表型，呼吸窘迫、无牙、肌张力增高、皮肤

29

皱纹明显及生长发育迟缓是多数患者的特征，还包括神经退行性变、肌张力障碍、痉挛性截瘫等。文献报道[1-6]表型见表2-1。

【实验室检查】

该疾病表现为多系统受累，应进行多方面评估。

1. 神经系统评估　髓鞘减少为主要特征，完善颅脑影像学检查，以及肌酶、肌电图、诱发电位、脑电图、智力测评、心理评估等检查。

2. 骨骼影像学检查　患者存在干骺端发育不良、骨化不全等，完善骨代谢、骨密度及骨X线检查。

3. 内分泌激素评估　胰岛素、血糖、血脂、性激素、甲状腺功能等。

4. 五官科评估　眼底、视力等眼科检查，听力、中耳炎等耳鼻喉评估检查，完善小下颌、吞咽功能、牙齿相关的口腔评估。

5. 基因检测　患者表型与其他早老化疾病或脑白质营养不良疾病表型重叠，建议完善全外显子基因检测，明确病因。

【诊断和鉴别诊断】

1. 诊断　WDRTS表型异质性强，目前没有明确的临床诊断标准。国外研究以Rautenstrauch和Wiedemann等报道的临床特征作为金标准（表2-2）[1]。研究者也指出，由于患者缺乏部分主要特征或存在异常的额外体征或症状，存在漏诊可能。

表2-1　WDRTS临床表型汇总

受累系统/表现	临床表型
生长发育迟缓	宫内发育迟缓 出生时早产，低体重，足月小于胎龄儿 出生后喂养困难，吞咽异常，需鼻饲管喂养或胃造瘘管喂养。体重增加缓慢。身材矮小，成年女性身高130～135cm，体重26～30kg。男性未见详细记录
早老化外观	出生时即表现为早老化外观：相对大头畸形（假性脑积水），头发稀疏，前额静脉、头皮静脉突出，皮肤菲薄、萎缩、皱纹明显，皮下脂肪少
颅面部特征	头颅畸形，相对大头，头发稀疏，颧骨大，颅缝宽，前额突出，三角脸，眼距宽，下眼睑覆盖部分眼角膜，眼睛凝视，睫毛、眉毛稀疏，耳位低，鼻短，鼻嵴凸，鼻孔前倾，鼻尖低于鼻翼水平，小下颌，嘴唇薄、嘴角下垂
神经系统	智力不同程度受损、运动发育落后、意向性震颤。共济失调、癫痫、肌张力异常（低张力及高张力）。颅脑MRI提示髓鞘减少
皮肤及脂肪组织	皮肤菲薄，萎缩，干燥，皱纹明显，前额、头皮静脉突出 广泛皮下脂肪减少，主要为躯干及四肢皮下脂肪丢失，然而髂后及臀部局限性脂肪分布
视力和听力	散光、近视、远视、眼球震颤，反复中耳炎，听力受损
骨骼	臀部、肘及膝挛缩、膝盖突出、双膝固定屈曲。颅骨骨化不全、干骺端发育不良、骨干薄 牙齿问题表现为生牙（出生时存在的牙齿）、牙齿萌出晚、牙齿缺失、无恒牙、牙脱落早
其他（少见）	闭经、隐睾、糖尿病、高三酰甘油血症
死亡年龄及原因	平均7月龄，原因为脑出血、恶病质、肺炎等严重感染

- 早产儿；生长缓慢
- 出生时明显早老化表型
- 颅面部发育不良，假性脑积水
- 睑内翻，颧骨发育不全
- 头皮：头发稀疏，静脉突出
- 前囟增宽
- 新生儿生牙；牙齿萌出延迟或缺失
- 皮下脂肪消失；局部反常的脂肪堆积
- 重要的阴性体征
- 无眼部疾病
- 手足正常
- 放射检查
- 颅骨严重骨化不全

2. 鉴别诊断

（1）Hutchinson-Gilford 综合征（Hutchinson-Gilford syndrome，HGS）：是一种罕见的早老性疾病，发病率 1/800 万，典型 HGS 为常染色体显性遗传，非典型 HGS 为常染色体隐性遗传。其分子机制与 LMNA 基因点突变有关。新生儿期即有早老表型是 WDRTS 区别于 HGS 的关键特征。HGS 表现为婴儿期出现过早老化，包括脱发、皮肤衰老、皮下脂肪菲薄、生长迟缓、老年斑等，具有特征性骨骼改变，包括骨质疏松、锁骨及趾骨末端重吸收、指甲发育不良、肋骨变细、下颌骨发育不良、关节挛缩等，心血管疾病是造成儿童死亡的主要原因，平均寿命 13 岁[2]。

（2）4H（hypomyelination，hypodontia，hypogonadotropic，hypogonadism，4H）综合征：即髓鞘形成不良、牙发育不全和低促性腺激素性性腺功能减退，是一种少见的遗传性脑白质病，除上述症状以外，还包括共济失调、眼球震颤、小脑和胼胝体萎缩、周围神经髓鞘形成不良等表现。4H 综合征为常染色体隐性遗传病，其中 POLR3A 基因变异是 4H 综合征分子遗传学基础之一，可致更严重的 4H 表型。早老表型是 WDRTS 区别于 4H 综合征的主要鉴别点。

（3）Werner 综合征：与 WDRTS 的主要区别在于发病年龄，Werner 综合征患者出生时及幼儿期发育正常，于儿童后期或青年期后迅速衰老，表现为白内障、骨质疏松、典型皮肤改变等。亦为常染色体隐性遗传，男女发病率无差别。死亡年龄一般在 46～54 岁，主要原因为心血管意外、糖尿病昏迷、肝衰竭、恶性肿瘤等。WDRTS 虽然早老化表型明显，但无肿瘤报道。

（4）Cockayne 综合征：以早衰、光过敏、生长迟缓、小头畸形为主要特征，伴眼、耳、肾脏、神经等多系统损害，区别于 WDRTS 的主要特征为小头畸形、眼球凹陷、光过敏、肾衰竭、小脑及外周神经损害。CSB 和 CSA 为 Cockayne 综合征的主要致病基因。

【治疗】

目前主要是对症支持治疗。吞咽困难及营养问题需谨慎处理，随着时间的推移而发展，个人可能需要胃造口术来管理营养。监测并治疗痉挛和肌张力障碍，以防止并发症和提高生活质量。一般认知及智力受累通常比运动受累要轻，运动障碍使患者逐渐更加依赖他人的帮助。该病需要儿科、营养科、神经科、眼科、耳鼻喉科、口腔科、心理科、言语科、内分泌科、康复科、遗传学等多学科团队进行个性化的综合支持治疗及护理。

【遗传咨询】

WDRTS 为常染色体隐性遗传病，目前已报道 19 个家系与 POLR3A 基因复合杂合变异有关。若夫妇双方各携带一个杂合变异，生育患儿风险为 50%。

【预防】

无有效预防措施。生育 WDRTS 患儿的家庭，再次生育前需进行产前咨询。

（潘丽丽　巩纯秀）

【参考文献】

[1] Devos EA, Leroy JG, Frijns JP, et al. The Wiedemann-Rautenstrauch or neonatal progeroid syndrome[J]. Eur J Pediatr, 1981, 136(3): 245-248.

[2] Paolacci S, Bertola D, Franco J, et al. Wiedemann-Rautenstrauch syndrome: a phenotype analysis[J]. Am J Med Genet A, 2017, 173(7): 1763-1772.

[3] Paolacci S, Li Y, Agolini E, et al. Specific combinations of biallelic POLR3A variants cause Wiedemann-Rautenstrauch syndrome[J]. J Med Genet, 2018, 55(12): 837-846.

[4] Wambach JA, Wegner DJ, Patni N, et al. Bi-allelic POLR3A loss-of-function variants cause autosomal-recessive Wiedemann-Rautenstrauch syndrome[J]. Am J Hum Genet, 2018, 103(6): 968-975.

[5] Jay AM, Conway RL, Thiffault I, et al. Neonatal progeroid syndrome associated with biallelic truncating variants in POLR3A[J]. Am J Med Genet A, 2016, 170(12): 3343-3346.

[6] Majethia P, Girisha KM. Wiedemann-Rautenstrauch syndrome in an Indian patient with biallelic pathogenic variants in POLR3A[J]. Am J Med Genet A, 2021, 185(5): 1602-1605.

第二节　Cohen 综合征

【概述】

Cohen 综合征（Cohen syndrome；OMIM# 216550）是一种罕见的常染色体隐性遗传病，1973 年由 Cohen 等首次报道[1]。其特征包括特殊面容、小头畸形、肥胖、智力障碍、进行性视网膜病变和间歇性先天性中性粒细胞减少。

【流行病学】

目前已报道数百例 Cohen 综合征。该病可发生在各种族群体中，其中在芬兰人群中比例较高，在我国人群中也有报道。

Cohen 综合征易被漏诊。Rauch 等[2]一项早期研究表明，在 1070 例有不明原因发育迟缓或智力障碍患者中，Cohen 综合征约占 0.7%，在最常见的诊断中排名第五。一项研究对 2000 例诊断不明的个体进行临床外显子测序[3]，在获得分子诊断的 504 例患者中，有 2 例 Cohen 综合征。

【遗传学】

Cohen 综合征是由染色体 8q22.2 上空泡蛋白分类 13 同源物 B（VPS13B，也称为 COH1）基因变异引起的。目前为止已发现 200 多种不同的 VPS13B 致病基因变异，VPS13B 基因约 864kb，有 62 个外显子，翻译的蛋白 VPS13B 相对分子质量为 44 800，由 4022 个氨基酸组成。

【发病机制】

目前，VPS13B 基因变异导致 Cohen 综合征的具体发病机制未明。

VPS13B 是一种跨膜蛋白，被认为参与细胞内囊泡介导的蛋白质运输和分类，在眼睛、血液系统和中枢神经系统发育与功能中发挥作用。Duplomb 等[4]发现，Cohen 综合征患者的血清蛋白显示出异常的糖基化模式，表现为大量非乳糖基化的岩藻糖基化结构和非唾液酸基化的岩藻糖基化结构的积累，提示高尔基体的 N-糖基化缺陷。通过体外 VPS13B 基因敲低试验也证实了这些糖基化缺陷。此外，患者的成纤维细胞显示高尔基体形态异常，早期内体减少或缺失，溶酶体异常扩大，表明 VPS13B 在内体-溶酶体转运中起着重要作用。

【临床表现】

1. 颜面部异常　Cohen 综合征具有典型面部特征，包括小头畸形、眼裂下斜、眼裂波浪状、眼距过宽、眉毛浓密、头发茂密、发际线低、睫毛长而浓密、人中短、上中切牙突出、常出现早期牙周组织破坏及广泛的牙槽骨丧失，因上唇短而呈张口状态，上颌发育不良、下颌小、高而窄的腭、鼻根突出、鼻尖圆鼓，以及厚而不规则折叠或小（缺失）的耳垂。

2. 发育迟缓 几乎所有的 Cohen 综合征患者都有不同程度的智力障碍，高达 22% 的患者有严重的发育迟缓[5]。同时运动发育迟缓，2 ～ 5 岁独立行走，运动协调障碍或"笨拙"。语言发育迟缓，在 1 ～ 5 岁说第一个单词，许多患者在 6 岁时仍不能说完整的句子，社会互动障碍，包括交友困难、使用非语言交流、难以理解他人的感受和分享。Cohen 综合征患者通常被描述为"性格开朗、友好"，但也有少数 Cohen 综合征患儿符合孤独症谱系障碍的诊断标准[6]。

3. 眼部异常 患者视力呈逐渐恶化趋势，早期出现进展性高度近视，通常早在 2 岁时就需要镜片矫正视力，20 岁前出现视野渐进性收缩，40 岁前出现明显视力损害，少数患者出现失明的情况。其他包括小眼畸形、小角膜、斜视、散光等，部分 Cohen 综合征患者出现视网膜营养不良，渐进性且不可逆，视觉最终可能仅有光感。

4. 血液系统 Cohen 综合征患者常表现为中度的间歇性中性粒细胞减少，绝对中性粒细胞计数（ANC）通常在 $(0.5 \sim 1.2) \times 10^9/L$ [7]。通常情况下，这种中性粒细胞减少不会致命，但患者可能会出现反复感染和口腔溃疡。此外，正常偏低的中性粒细胞计数在患者中也很常见，这种中性粒细胞减少不一定会导致总体白细胞计数降低，从而使某些患者可能会被忽视多年。患者的骨髓呈正常或增生状态，尚未报道与血液系统恶性肿瘤相关的情况。

5. 内分泌系统 部分 Cohen 综合征患者表现为低出生体重和身长不足。往往在婴儿期和儿童早期出现生长迟缓，但在青少年时期超重或肥胖，且这种变化通常发生得非常迅速，肥胖表现为向心性肥胖，部分患者表现为腰围增加但体重指数正常。

青春期延迟是典型表现，但也有报道一对 Cohen 综合征双胞胎女孩出现性早熟[8]。已报道的内分泌异常还包括促性腺激素缺乏、生长激素缺乏、胰岛素抵抗、非胰岛素依赖型糖尿病和隐睾症[9]。患者还易出现高密度脂蛋白水平降低、代谢综合征等异常[10]。

6. 肌肉骨骼系统 大多数 Cohen 综合征患者的手足纤细，通常新生儿可发现肌张力低下，并在 1 岁时症状明显，痉挛可能在后期发展。患者可能出现其他各种肌肉骨骼畸形，包括肘外翻、膝外翻、扁平足、脊柱侧弯、韧带松弛和关节过度活动，许多是由肌张力低下所致。患者还可能有单一腕掌侧横纹、小鱼际肌发育不全、轻度并指畸形、第 1 趾和第 2 趾间隙宽。还有报道称 Cohen 综合征与少年类风湿关节炎相关[11]。

7. 心血管系统 Cohen 综合征的心脏缺陷包括随年龄增长左心室功能下降、瓣膜缺陷（如松弛的二尖瓣和二尖瓣反流），血管缺陷包括扩张的降主动脉、心脏收缩期杂音、ST 段异常（ST 段压低、T 波倒置）、原发性高血压和肺动脉高血压。

8. 其他 大多数 Cohen 综合征婴儿有音调高尖和哭声微弱的表现。高达 75% 的 Cohen 综合征在新生儿时期出现喂养困难。少数患者出现癫痫发作。

【辅助检查】

1. 血液检查 包括完整血细胞计数和血液生化指标。常见的异常包括白细胞减少（尤其是中性粒细胞减少）、血小板减少、高脂血症和糖代谢异常。

2. 神经系统评估 包括运动功能、感觉功能、神经反射系统及智力评估等，神经电生理检查如脑电图有助于癫痫的诊断，颅脑影像学检查可能发现胼胝体增大。

3. 眼科评估 包括视力测试；眼底检查确定视网膜、视神经和眼底血管的状况，以评估可能存在的眼底异常，如视网膜变性、视神经发育异常等；通过使用视野测试仪等评估患者的中心视野和周边视野的情况，以发现可能存在的视野缺损或受损。此外，必要时进行眼球运动评估、眼压测量、视觉功能评估等。

4. 内分泌功能评估　包括生长激素测定、性腺轴激素和胰岛素分泌水平等，以评估生长和性发育异常。

5. 心脏评估　心电图和心脏超声检查可以评估心脏功能和可能存在的心脏结构异常。

6. 其他辅助检查　如听力测试、口腔检查、骨密度检查等。

7. 分子遗传学检测　通过进行 VPS13B 基因检测，可以确诊 Cohen 综合征。由于等位基因缺失和（或）重复的比例较高，可同时进行测序和拷贝数变异分析，也可通过全外显子基因测序。

【诊断和鉴别诊断】

1. 诊断　至少有以下 8 种表现，才可以确诊 Cohen 综合征[12]：① Cohen 综合征的面部特征；②发育迟缓；③小头畸形；④性格开朗；⑤关节过度伸展性；⑥中性粒细胞减少；⑦躯体肥胖而四肢纤细；⑧视网膜营养不良和（或）近视。此外，考虑到临床表现的异质性，建议怀疑 Cohen 综合征时，都应进行基因检测。

2. 鉴别诊断　有几种疾病的表型可能与 Cohen 综合征重叠，尤其是婴儿期，见表 2-3。

表 2-3　Cohen 综合征与其他疾病的鉴别诊断

疾病	遗传模式	病因	相似的临床表现	差异性临床表现
Prader-Willi 综合征（PWS）	印记疾病	父源染色体15q11.2-q13 区域印记基因的功能缺陷	新生儿期均存在肌张力低下；婴儿期生长迟缓，后期出现病态肥胖；智力障碍；性腺发育不良	没有视网膜营养不良及粒细胞减少
Angelman 综合征（AS）	印记疾病	母源染色体15q11.2-q13 区域 UBE3A 基因功能缺陷	神经发育障碍，包括严重的智力障碍、癫痫发作；婴儿期存在喂养困难、肌张力低下	频繁的大笑和微笑，明显的快乐行为和兴奋性；睡眠障碍是 AS 患儿的重要特征；没有视网膜营养不良及粒细胞减少
Bardet-Biedl 综合征（BBS）	常染色体隐性遗传病	相关基因突变引起非运动性纤毛功能障碍疾病	视网膜色素变性、肥胖、智力障碍、多指（趾）、性腺发育不良	肾脏异常发生率高；没有粒细胞减少
Williams 综合征（WS）	常染色体显性遗传病	7q11.23 区域 1.5-1.8Mb 基因杂合微缺失	心血管疾病、智力障碍、生长迟缓、糖耐量异常	特发性高钙血症；常见青春发育提前；没有视网膜营养不良及粒细胞减少
Alström 综合征	常染色体隐性遗传病	ALMS1 基因变异	视网膜营养不良、儿童期肥胖、心脏疾病、胰岛素抵抗/2 型糖尿病	进行性感音神经听力障碍；慢性进展性肾病；60% 左右患有心肌病；一般不存在智力障碍；没有粒细胞减少

【治疗】

目前 Cohen 综合征尚无特效治疗方法，治疗的目标是缓解症状、提高患者的生活质量，并针对患者的具体症状和并发症提供相应的支持性治疗。

重组人粒细胞集落刺激因子可用于中性粒细胞减少症，同时谨慎使用可能降低中性粒细胞的药物。该病患者容易出现胰岛素抵抗，因此应每年监测血压、空腹血糖、脂质代谢和糖化血红蛋白水平。在青春期，建议每 5 年进行一次口服葡萄糖耐量试验。屈光不正患者早期行视力矫正，但目前还没有有效方法能阻止视网膜病变进展。运动及语言迟缓的患者需要进行运动及语言康复训练。存在心脏问题的患者可能需要进行相应的心脏手术或药物治疗来改善心脏功能和减轻相关症状。脊柱畸形可采用支架或行外科手术治疗。Cohen 综合征的治疗还包括对患者家庭的支持和心理社会支持，提供家庭咨询、支持组织和社会服务等可以帮助患者及其家人应对挑战和提高生活质量。

【遗传咨询】

该病为常染色体隐性遗传，对于已生育过该病患儿的父母，再生育时建议进行产前诊断。

【预防】

早期诊断、定期随访有助于及时发现眼、内分泌系统、心血管系统及血液系统等并发症，也有助于改善预后。

（张 莹 陈瑞敏）

【参考文献】

[1] Cohen MM Jr, Hall BD, Smith DW, et al. A new syndrome with hypotonia, obesity, mental deficiency, and facial, oral, ocular, and limb anomalies[J]. J Pediatr, 1973, 83(2): 280-284.

[2] Rauch A, Hoyer J, Guth S, et al. Diagnostic yield of various genetic approaches in patients with unexplained developmental delay or mental retardation[J]. Am J Med Genet A, 2006, 140(19): 2063-2074.

[3] Yang YP, Muzny DM, Xia F, et al. Molecular findings among patients referred for clinical whole-exome sequencing[J]. JAMA, 2014, 312(18): 1870-1879.

[4] Duplomb L, Duvet S, Picot D, et al. Cohen syndrome is associated with major glycosylation defects[J]. Hum Mol Genet, 2014, 23(9): 2391-2399.

[5] Kivitie-Kallio S, Norio R. Cohen syndrome: essential features, natural history, and heterogeneity[J]. Am J Med Genet, 2001, 102(2): 125-135.

[6] Howlin P, Karpf J. Using the social communication questionnaire to identify 'autistic spectrum' disorders associated with other genetic conditions: findings from a study of individuals with Cohen syndrome[J]. Autism, 2004, 8(2): 175-182.

[7] Kivitie-Kallio S, Rajantie J, Juvonen E, et al. Granulocytopenia in Cohen syndrome[J]. Br J Haematol, 1997, 98(2): 308-311.

[8] North KN, Fulton AB, Whiteman DA. Identical twins with Cohen syndrome[J]. Am J Med Genet, 1995, 58(1): 54-58.

[9] Rodrigues JM, Fernandes HD, Caruthers C, et al. Cohen syndrome: review of the literature[J]. Cureus, 2018, 10(9): e3330.

[10] Limoge F, Faivre L, Gautier T, et al. Insulin response dysregulation explains abnormal fat storage and increased risk of diabetes mellitus type 2 in Cohen syndrome[J]. Hum Mol Genet, 2015, 24(23): 6603-6613.

[11] De Ravel TJ, Azou M, Fryns JR. Cohen syndrome and rheumatoid arthritis[J]. Genet Couns, 2002, 13(1): 63-64.

[12] Kolehmainen J, Wilkinson R, Lehesjoki AE, et al. Delineation of Cohen syndrome following a large-scale genotype-phenotype screen[J]. Am J Hum Genet, 2004, 75(1): 122-127.

第三节　Chitayat 综合征

【概述】

Chitayat 综合征（CHYTS；OMIM#617180）是一种罕见的常染色体显性遗传病，1993 年由 Chitayat 等[1] 首次报道，主要临床特征为短指、斜指、踇外翻、特殊面容、出生时呼吸窘迫及反复肺部感染等。

【流行病学】

目前全球报道的 CHYTS 仅 13 例[2]，国内未见报道，国内外尚缺乏该病发病率、死亡率等流行病学数据。

【遗传学】

CHYTS 由 ERF 基因变异引起。既往有明确报道的病例均由 ERF 基因 c.266A > G（p.Tyr89Cys）错义突变导致[2]。

【发病机制】

ERF 基因是 ETS 家族转录因子的成员之一，由 4 个外显子组成，与细胞增殖分化、胚胎发育、造血功能及淋巴细胞功能等相关[3-5]。ERF 基因在机体内广泛表达，能通过与 Ras/Erk 信号通路的相互作用发挥肿瘤抑制作用[6, 7]。ERF 基因也参与骨和软骨发育[8]，小鼠 ERF 基因的过表达可以抑制软骨生成和骨化[9]，这可能与 CHYTS 的主要临床特征，如短指、斜指、踇外翻等骨骼畸形相关，但目前具体作用机制尚不明确，还需要进一步的功能研究[10]。

【临床表现】

CHYTS 临床表现可累及多个系统。

1. 特殊面容　典型面容异常主要包括眼球突出、眼距过宽、宽鼻梁、鼻梁低平、鼻孔外翻、人中短、厚唇、宽下巴、耳朵形状和（或）位置异常等。

2. 骨骼系统　短指、斜指、踇外翻是既往报道病例均具有的表型。斜指最具特征性的是示指尺侧偏斜，中指、小指桡侧偏斜也可出现；多指节、指（趾）骨发育不全也多见；另外，部分患者还可能存在漏斗胸、鸡胸、脊柱侧弯等。

3. 呼吸系统　主要表现为出生时的呼吸窘迫、反复肺部感染、支气管/喉软骨软化、间质性肺疾病等。大部分患者在出生时需要辅助通气治疗。

4. 神经系统　部分患者婴幼儿期表现出语言、运动发育迟滞，智力发育落后。

5. 其他　妊娠期羊水过多、高腭弓、腭裂，亦有报道称患儿身高低于第 5 百分位数[11]。

【辅助检查】

由于 CHYTS 可导致多器官系统受累，应进行多方面评估。

1. 影像学检查　手部骨骼异常在 X 线下表现为示指尺侧偏斜，中指、小指桡侧偏斜，伴有指骨发育不全、多指节等；足部骨骼异常表现为双侧踇外翻，趾骨发育不全。肺部影像学表现为双肺炎症、间质性肺炎。

2. 特殊检查　支气管镜下可见支气管/喉软骨软化；生长发育评估提示发育迟缓，智力测验提示智力落后。

3. 基因检测　建议所有临床疑似患者进行全外显子基因检测，明确先证者后需对家系其他成员进行致病基因验证。

【诊断和鉴别诊断】

1. 诊断　由于疾病病例较少，目前还没有相关的国际共识或标准，主要依靠临床症状，故对于出现短指、示指尺侧偏斜、多指节、踇外翻等骨骼系统异常伴或不伴呼吸窘迫、反复肺部感染等呼吸系统疾病的先证个体，在进行分子遗传学检测后如果明确为 ERF 基因错义突变 c.266A > G（p.Tyr89Cys），即可确诊。

2. 鉴别诊断　Chitayat 综合征最具特征的临床表现是短指、示指尺侧偏斜、多指节、踇外翻等骨骼系统异常，在临床中还需要与以下可表现为手部畸形的疾病相鉴别，见表 2-4。

表 2-4　Chitayat 综合征与其他疾病的鉴别诊断

鉴别疾病	遗传类型	致病基因	相似的临床表现	差异性临床表现
Catel-Manzke 综合征	常染色体隐性遗传	TGDS	斜指、多指节等手部骨骼畸形、脊柱侧弯、耳朵形状/位置异常	特征性的腭裂、舌下垂、小下颌、双侧示指桡侧偏斜
Desbuquois 发育不良	常染色体隐性遗传	CANT1	斜指、短指、多指节等手部骨骼畸形、脊柱侧弯、反复肺部感染	关节松弛和脱位
Temtamy 轴前短指综合征	常染色体隐性遗传	CHSY1	短指、多指节等手部骨骼畸形	感音神经性聋、牙齿异常

【治疗】

该病无特异性治疗手段，目前遵循个体化的对症治疗方案。确诊后应定期随访，关注呼吸系统相关疾病及生长发育情况，对于严重影响生活的骨骼异常，可通过穿戴支具、手术进行矫正。

【遗传咨询】

该病的遗传方式为常染色体显性遗传，理论上女性和男性同样受累。目前所报道的大多数先证者是因新发变异而致病，因此先证者父母再生育患病风险低，但先证者生育下一代的患病风险为 50%。需要注意的是若产前检查中发现羊水过多表现，建议进行胎儿基因检测。

【预防】

该病目前尚无有效的预防措施，生育过该病患者的家长及该病患者准备生育子代时，建议进行产前诊断。

（曾　燕　陈瑞敏）

【参考文献】

[1] Chitayat D, Haj-Chahine S, Stalker HJ, et al. Hyperphalangism, facial anomalies, hallux valgus, and bronchomalacia: a new syndrome?[J]. Am J Med Genet, 1993, 45(1): 1-4.

[2] Suter AA, Santos-Simarro F, Toerring PM, et al. Variable pulmonary manifestations in Chitayat syndrome: six additional affected individuals[J]. Am J Med Genet A, 2020, 182(9): 2068-2076.

[3] Sevilla L, Aperlo C, Dulic V, et al. The Ets2 transcription factor inhibits apoptosis induced by colony-stimulating factor 1 deprivation of macrophages through a Bcl-xL-dependent mechanism[J]. Mol Cell Biol, 1999, 19(4): 2624-2634.

[4] de Castro CM, Rabe SM, Langdon S D, et al. Genomic structure and chromosomal localization of the novel ETS factor, PE-2 (ERF)[J]. Genomics, 1997, 42(2): 227-235.

[5] Liu D, Pavlopoulos E, Modi W, et al. ERF: Genomic organization, chromosomal localization and promoter analysis of the human and mouse genes[J]. Oncogene, 1997, 14(12): 1445-1451.

[6] Bose R, Karthaus WR, Armenia J, et al. ERF mutations reveal a balance of ETS factors controlling prostate oncogenesis[J]. Nature, 2017, 546(7660): 671-675.

[7] Sgouras DN, Athanasiou MA, Beal GJ Jr, et al. ERF: an ETS domain protein with strong transcriptional repressor activity, can suppress ets-associated tumorigenesis and is regulated by phosphorylation during cell cycle and mitogenic stimulation[J]. EMBO J, 1995, 14(19): 4781-4793.

[8] Kola I, Brookes S, Green AR, et al. The Ets1 transcription factor is widely expressed during murine embryo development and is associated with mesodermal cells involved in morphogenetic processes such as organ formation[J]. Proc Natl Acad Sci USA, 1993, 90(16): 7588-7592.

[9] Sumarsono SH, Wilson TJ, Tymms MJ, et al. Down's syndrome-like skeletal abnormalities in Ets2 transgenic mice[J]. Nature, 1996, 379(6565): 534-537.

[10] Balasubramanian M, Lord H, Levesque S, et al. Chitayat syndrome: hyperphalangism, characteristic facies, hallux valgus and bronchomalacia results from a recurrent c.266A > G p.(Tyr89Cys) variant in the ERF gene[J]. J Med Genet, 2017, 54(3): 157-165.

[11] Caro-Contreras A, Alcántara-Ortigoza MA, Ahumada-Pérez JF, et al. Molecular analysis provides further evidence that Chitayat syndrome is caused by the recurrent p.(Tyr89Cys) pathogenic variant in the ERF gene[J]. Am J Med Genet A, 2019, 179(1): 118-122.

第四节 Saethre–Chotzen 综合征

【概述】

Saethre-Chotzen 综合征（Saethre-Chotzen syndrome，SCS；OMIM#101400）是一种常染色体显性遗传病，由染色体 7p21.1.1-4 上 TWIST1 基因（MIM#601622）的突变或缺失导致[1, 2]。临床表现主要为颅缝闭合（单侧或双侧）、特殊面容及肢体发育异常[3]；少见的临床表现为腭裂、矮小身材、眼距过宽、先天性心脏病等[4]。部分患者可能表现为言语和语言方面的延迟，除了严重的染色体缺陷，SCS 患者一般不会发生严重的智力障碍[4-7]。

【流行病学】

据估计，SCS 的患病率为（1∶50 000）～

（1∶25 000）[8]。

【遗传学】

TWIST1 由两个外显子和一个内含子组成。第一个外显子包含一个开放阅读框，编码一个 202 个氨基酸的蛋白质，第二个外显子为非编码外显子。目前发现的 TWIST1 基因突变已经超过了 250 种。大多数报告的致病变异均为错义、无义或移码（即缺失 / 插入 / 重复 / 缺失）突变；大缺失或染色体重排也有报道。所有与疾病相关的变异都位于编码区域内，没有明显的突变"热点"，大部分 Saethre-Chotzen 综合征患者的 TWIST1 基因突变位于编码 b-HLH 结构的区域内[9]。所有的 TWIST1 致病变异都会导致功能单倍型不足。

【发病机制】

TWIST1 相关蛋白属于螺旋 - 环 - 螺旋（b-HLH）转录调控因子大家族。b-HLH 结构可以形成功能二聚体，识别和结合 DNA 结合域，行使调控基因转录的功能[10]。TWIST1 蛋白的单倍体不足会改变二聚体的比例，从而影响下游信号分子的表达。研究发现 TWIST1 是成骨发育的负性调控因子。TWIST1 的功能性单倍性不足可导致 RUNX2 的去抑制并促进成骨。RUNX2 被认为是成骨细胞分化和活性的"总开关"。因此，TWIST1 过表达能导致小鼠的肋骨及颅骨发育不全，而 TWIST1 功能缺失则可导致颅缝早闭等骨组织发育异常[9]。体外研究证明 TWIST1 的 b-HLH 结构域的基因缺失可以抑制骨钙素表达，增加体外成骨过程中碱性磷酸酶、Ⅰ型胶原的表达、合成和基质沉积，从而导致颅缝线过早骨化[11]。

【临床表现】

临床表现见图 2-1。

1.颜面部 典型面容表现为面部不对称、鼻梁宽塌、发际线低、眼距宽、上睑下垂、斜视、耳位低而后旋、上颌发育不全、下颌

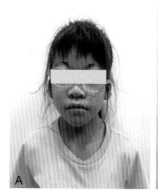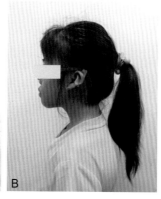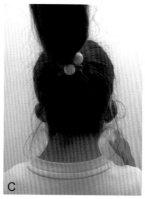

图 2-1　一名 8 岁女童，因"身材矮小"就诊，基因诊断为 SCS
A. 宽而塌的鼻梁；B. 耳后旋；C. 后发际线低

前突和腭裂、高腭弓；较少见的特殊面容还有鼻中隔偏曲、鼻泪管狭窄、睑裂下垂。

2. 颅骨　可出现颅缝早闭（最常见为冠状缝，矢状缝及人字缝少见）、尖头畸形。

3. 心血管　先天性心脏疾病。

4. 肢体　手的第 2 指和第 3 指的部分皮肤并指常见。

5. 骨骼　如椎骨分割缺陷、顶骨孔、尺桡关节闭锁、跗远端重复和跗外翻。

6. 神经　约 80% 的患者合并听力损伤，43% 的儿童在儿童期表现出接受性和（或）表达性语言延迟，30% 的患者出现颅内高压[4]。部分患者可能表现为言语和语言方面的延迟，除了严重的染色体缺陷，SCS 患者一般不会发生严重的智力障碍[4-7]。

7. 眼睛　可有视力障碍、斜视。

8. 内分泌　身材矮小。

9. 阻塞性睡眠呼吸暂停（OSA）　5% 的 SCS 患者被诊断为轻度 OSA，定义为夜间血氧饱和度的变化。

10. 其他　女性患者患乳腺癌的风险增加。

【实验室检查】

对于出现上述临床表型且高度怀疑该病的患儿，建议进行基因测序寻找潜在的致病变异。

由于该病导致多器官系统受累，应对患儿进行多方面评估，如进行智力检测、生长发育评估、心电图及脑电图评估、睡眠监测评估；完善肿瘤筛查、超声心动图、颅脑及脊髓 MRI 等检查。

【诊断和鉴别诊断】

1. 诊断　具有典型临床表现，且分子基因检测提示 *TWIST1* 基因的杂合致病变异可明确诊断。

2. 鉴别诊断　需与表 2-5 中的疾病相鉴别。

【治疗】

目前均为对症治疗：颅面部畸形需由专业的颅面畸形正畸团队进行相关治疗。出生后 1 年可进行颅骨成形术；部分患者在儿童时期需要进行面中手术以改善牙齿错𬌗、吞咽困难或呼吸问题；在面部生长完成或接近完成时，可能需要进行正畸治疗和（或）正颌手术。上睑下垂和斜视应在儿童早期矫正，以防止弱视。如果出现视盘水肿，考虑行颅骨成形术。对于发育迟缓患儿，可进行适当的早期干预和（或）特殊教育。

【遗传咨询】

SCS 为常染色体显性遗传病。许多被诊断为 SCS 的患儿的父母也受累；由新发致病变异引起的病例比例尚不清楚。但因为不

表 2-5 需与 SCS 相鉴别的疾病 [12]

疾病名称	致病基因	MOI	临床特征	
			相似点	鉴别点
Muenke 综合征（Muenke syndrome）	FGFR3	AD	单侧 / 双侧冠状缝闭锁	发育迟缓患病率更高，35%（Muenke 综合征）vs 5%（SCS）；感音神经性听力障碍 34% vs（Muenke 综合征）罕见（SCS）；无前额发际线低、睑裂下斜、上睑下垂、耳郭异常
孤立性单侧冠状缝闭锁（isolated unilateral coronal synostosis, IUCS）	ALX4 ERF MSX2 SMAD6 TCF12 TWIST1 ZIC1	AD	当治疗不及时或不成功时，IUCS 可导致面部不对称，类似 SCS	无 SCS 的其他临床表现
Baller-Gerold 综合征	RECQL4	AR	双侧冠状缝闭合导致短头畸形伴眼突出、前额扁平	BGS 可伴有桡骨射线缺损，表现为手指缺失、拇指发育不全、桡骨发育不全；生长受限；干皮病

注：MOI. 遗传模式；AD. 常染色体显性遗传；AR. 常染色体隐性遗传

完全外显，一些被诊断为 SCS 的患儿可能无 SCS 家族史。SCS 患者的孩子携带致病突变的概率为 50%。如果家族中有确定的致病变异，则应对风险增加的妊娠进行产前诊断和植入前诊断。

【预防】

该病目前无有效的预防措施，对于患儿及生育患儿的家长，在进行生育时建议进行产前诊断与植入前诊断。

（张　勤　巩纯秀）

【参考文献】

[1] el Ghouzzi V, Le Merrer M, Perrin-Schmitt F, et al. Mutations of the TWIST gene in the Saethre-Chotzen syndrome[J]. Nat Genet, 1997, 15(1): 42-46.

[2] Howard TD, Paznekas WA, Green ED, et al. Mutations in TWIST, a basic helix-loop-helix transcription factor, in Saethre-Chotzen syndrome[J]. Nat Genet, 1997, 15(1): 36-41.

[3] de Heer IM, de Klein A, et al. Clinical and genetic analysis of patients with Saethre-Chotzen syndrome[J]. Plast Reconstr Surg, 2005, 115(7): 1894-1902；discussion 1903-1905.

[4] Kilcoyne S, Luscombe C, Scully P, et al. Language development, hearing loss, and intracranial hypertension in children with TWIST1-confirmed saethre-chotzen syndrome[J]. J Craniofac Surg, 2019, 30(5): 1506-1511.

[5] Kress W, Schropp C, Lieb G, et al. Saethre-Chotzen syndrome caused by TWIST 1 gene mutations: functional differentiation from Muenke coronal synostosis syndrome[J].Eur J Hum Genet, 2006, 14(1): 39-48.

[6] Shimbo H, Oyoshi T, Kurosawa K. Contiguous gene deletion neighboring TWIST1 identified in a patient with Saethre-Chotzen syndrome associated with neurodevelopmental delay: possible contribution of HDAC9[J]. Congenit Anom (Kyoto), 2018,58(1):33-35.

[7] Cai J, Goodman BK, Patel AS, et al. Increased risk for developmental delay in Saethre-Chotzen syndrome is associated with TWIST deletions: an improved strategy for TWIST mutation screening[J]. Hum Genet , 2003, 114(1): 68-76.

[8] Wilkie AOM, Johnson D, Wall SA. Clinical genetics of craniosynostosis[J]. Curr Opin Pediatr, 2017, 29(6): 622-628.

[9] 孙守庆，王剑，鲍南，等．五例狭颅症患儿的基因学研究 [J]. 中华神经外科杂志, 2016, 32(9): 873-877.

[10] Massari ME, Murre C. Helix-loop-Helix proteins: regulators of transcription in eucaryotic organisms[J]. Mol Cell Biol, 2000, 20(2): 429-440.

[11] Yousfi M, Lasmoles F, Lomri A, et al. Increased bone formation and decreased osteocalcin expression induced by reduced Twist dosage in Saethre-Chotzen syndrome[J]. J Clin Invest, 2001, 107(9): 1153-1161.

[12] Gallagher ER, Ratisoontorn C, Cunningham ML. Saethre-Chotzen Syndrome//Adam MP, Ardinger HH, Pagon RA, et al. GeneReviews®[Internet]. Seattle (WA): University of Washington, 1993.

第五节　巨脑毛细血管畸形多小脑回综合征

【概述】

巨脑毛细血管畸形多小脑回综合征（megalencephaly capillary malformation polymicrogyria syndrome，MCAP 综合征；OMIM #602501）是一种罕见的遗传性疾病。1997 年，首次描述 MCAP 综合征为先天性毛细血管扩张性大理石样皮肤（megalencephaly-cutis marmorata telangiectatica congenita，MCMTC）[1]，2007 年将 MCMTC 重命名为巨脑毛细血管畸形综合征（macrocephaly capillary malformation syndrome，MCMS）[2]，2012 年建议使用 MCAP 综合征代替 MCMS

描述该疾病[1]。该病特征以巨脑畸形、躯体过度生长、皮肤血管畸形、结缔组织发育不良、并指（趾）、多指（趾）、发育迟缓为主[3]。

【流行病学】

由于该病发病率低，且呈散发型，国内尚无流行病学报道。

【遗传学】

MCAP 综合征是由 PIK3CA 基因（OMIM #171834）过度激活所致，属于 PIK3CA 基因相关过度生长症候群（PIK3CA-related overgrowth spectrum，PROS）中的一种疾病。MCAP 综合征属于常染色体显性遗传学疾病，PIK3CA 是常见的致病基因，该基因位于 3 号染色体，共有 20 个外显子，5 个主要的结构域：ABD 区（p85-binding domain，PI3K-ABD）、RBD 区（Ras-binding domain，PI3K-RBD）、C2 区（C2 PI3K-type domain）、螺旋区（PI3K helical domain）及激酶区（PI3K/PI4K kinase domain），PIK3CA 基因突变约 80% 发生在螺旋区和激酶区这两个热点区域[4]。在 PI3K-AKT-mTOR 通路中，其他基因发生突变，如 AKT1、AKT2、AKT3、PIKR2、PTEN 等，也会对该通路产生影响，导致体细胞过度生长类疾病的发生[4]。

由于 PIK3CA 基因变异常发生在受精卵形成之后，体细胞嵌合为该疾病的重要特征。

【发病机制】

机体过度生长通常是由 PI3K-AKT-mTOR 信号通路的体细胞 PIK3CA 基因突变引起的。该信号通路调节细胞生长、存活、分化、血管生成、器官生成[4]。PIK3CA 基因是 PI3K-AKT-mTOR 信号通路中的一个关键原癌基因，其编码的蛋白质是 ⅠA 型 PI3Ks 的催化亚基 p110α。PIK3CA 突变后可导致 PI3Ks 激酶活性增强，继而持续刺激下游 AKT，导致细胞过度生长及增强细胞的侵袭能力，从而导致其生长过快，甚至导致肿瘤的发生[5]。该疾病通常表现出体细胞嵌合现象，且根据变异发生的时间、程度、部位不一致，所致疾病严重程度不同，轻则只表现为手指畸形，严重者则可出现危及生命的血管畸形及巨脑[6]。

【临床表现】

1. 头颅畸形　表现为先天性巨脑畸形（枕额周长≥3SD）或节段性过度生长的巨脑畸形、半脑畸形、脑室肿大、脑积水、小脑扁桃体异位或Chiari畸形、巨型胼胝体、大脑皮质畸形、多小脑回等（图2-2C）[7]。

2. 皮肤毛细血管畸形（图2-2B）　最常见的是面中部的毛细血管畸形（前额、上唇、人中，如持续性火焰痣）和广泛的毛细血管畸形（"斑驳的皮肤"），外观随着温度的变化而变化，可能会随年龄的增长出现不同程度的消退，但通常会持续存在；血管瘤、静脉畸形、异常血管环、静脉血栓也可见（图2-2）[8]。

3. 远端肢体异常　以并指（趾）常见，特别是第2和第3足趾或第3和第4手指，多指（趾）也较为常见[9]。

4. 肢体不对称生长（图2-2A）　大多数患有MCAP综合征的儿童在出生时体重大于均值，但在生长发育过程中，体重及身高逐渐趋向均值，少数患者因生长激素分泌不足而导致发育迟缓[10]。

5. 结缔组织发育不良　MCAP综合征患者表现出不同程度的结缔组织发育不良。表现为皮肤过度松弛、关节过度伸展、韧带松弛，最显著的特征是"面团样"皮下组织，患者的肌力、肌张力通常也较为低下[4]。

6. 面部畸形　多数患者有不同程度的面部畸形，常表现为长头、前额凸出、鼻梁扁平等。

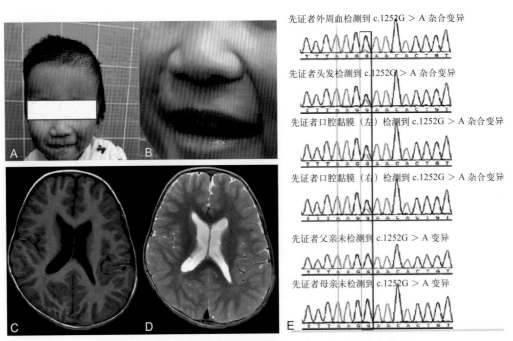

图2-2　巨脑毛细血管畸形多小脑回综合征患儿的临床表现

A. 双侧面部不对称，右侧大，耳位低，人中长；B. 人中处可见皮肤血管瘤；C、D. 脑室稍扩张、脑皮质略增厚；E. 先证者家系 *PIK3CA* 基因 Sanger 测序图

7. 神经系统症状　患者常表现为不同程度的智力障碍、癫痫、孤独症、多动症、强迫症、焦虑症等。

8. 音调异常　音调异常由肌张力减退所致，是新生儿 MCAP 综合征常见症状[8]。

9. 其他　心脏畸形、肾脏 - 输尿管异常、视神经萎缩、生殖器异常、脂肪瘤、血管瘤、肾母细胞瘤等良恶性肿瘤在 MCAP 综合征患者中被报道[8]。

【病例概况】

患儿，男，3 岁 1 个月。因"进行性头围增大、生长发育迟缓 3 年余"来诊。患儿系 G2P1，孕 32 周发现头围增大，孕 40 周剖宫产出生，出生体重 4kg，出生身长 53cm，头围 37cm（+2SD），出生后头围进行性增大：45.6cm（3 个月），47.5cm（6 个月），51.5cm（1 岁），55.5cm（2 岁），58cm（3 岁 1 个月），运动、语言发育迟缓。体格检查：身高 93.5cm（−1.1SD），体重 15.2kg（+0.3SD），坐高 55.7cm，头围 58cm（> +3SD），舟状头，前囟未闭，0.5cm×0.5cm，前额凸，鼻梁低，双侧面部不对称，右侧大，耳位低，人中长、平，可见皮肤血管瘤，上唇薄，高腭弓，小悬雍垂，鸡胸，四肢关节松弛，肌张力稍低，通贯掌，掌纹深。辅助检查：MRI 提示脑室略增大、皮质略增厚；外周血全外显子测序分析：阴性；患侧口腔黏膜、毛囊 DNA Sanger 测序分析：$PIK3CA$ 基因 c.1252G > A（p.Glu418Lys）杂合变异，新发变异，致病性评估为可能致病。

【实验室检查】

1. 头颅 MRI　评估巨脑畸形、脑室肿大、梗阻性脑积水、多小脑回、小脑扁桃体异位等发生[4]。

2. 心血管超声　评估是否出现心脏畸形、心律失常、血管畸形。

3. 腹部 B 超　8 岁前定期复查腹部 B 超，监测肾母细胞瘤的发生[10]。

4. X 线影像学检查　评估肢体是否发生偏侧生长过度。

5. 基因检测　$PIK3CA$ 基因突变是诊断 MCAP 综合征的金标准，迄今为止，高通量测序是最适合体细胞 $PIK3CA$ 基因突变检测的技术。由于该基因变异发生在受精卵形成之后，临床表型常为嵌合体，因此该基因变异在外周血检出率很低，通常需要非血液样本及活体组织检测来发现超低频嵌合体，如唾液、口腔黏膜、病变处皮肤等[7]。

【诊断和鉴别诊断】

《美国医学遗传学杂志》发表的 MCAP 综合征最新诊断标准[1]包括：核心症状和支持症状。当患者有核心症状中的① + ②或者③即可诊断。核心症状及支持症状分别如下。

（1）核心症状：①早期过度生长（脑 > 躯体组织），早发的巨脑畸形；②血管发育障碍（异常的血管生成），毛细血管畸形（脸或身体中线多见）；③大脑结构畸形 / 多小脑回；④远端肢体异常，并指（2-3、3-4、2-3-4），手指或足趾；⑤关节过度伸展 / 皮肤弹性减退 / 黏稠的皮下组织。

（2）支持症状：单侧脑过度生长；脑室扩大 / 脑积水，小脑扁桃体异位，胼胝体异常，躯体偏侧生长发育不良，躯体或颅骨不对称，独特的面部特征如额头凸、长头畸形等。

【治疗】

1. 手术治疗　若出现梗阻性脑积水、颅内压增高、进行性和（或）有症状的小脑扁桃体异位或 Chiari 畸形、显著增大的指（趾）影响患者功能及外观、阶段性生长过度的下肢长度差异过大，可采取手术干预[11]。

2. 介入治疗　针对血管畸形或血管瘤的患儿，可通过介入治疗注射硬化剂，造成病变血管纤维化闭塞及体积萎缩[12]。

3. 靶向治疗　采用 mTOR 抑制剂（如

雷帕霉素，又名西罗莫司）、PI3K 催化亚基 p110a 抑制剂（alpelisib）和 AKT 抑制剂（miransertib）针对 PI3K-AKT-mTOR 通路进行靶向抑制治疗，但该治疗方式尚处于实验阶段[13]。

4. 多学科协作　由于该疾病涉及多系统，单一专业均难以处理，常需要多学科协作进行综合评估和治疗。近年来也更加注重患者的护理、康复及心理治疗，包括患者家属的心理疏导[12]。

【遗传咨询】

该病的遗传方式为常染色体显性遗传。对于已生育 MCAP 综合征患儿的父母，再生育时，建议进行产前诊断。

若先证者检出体细胞嵌合突变，父母外周血未检出基因变异，先证者父母再次生育时发生基因突变的风险小；但如果父亲或母亲的生殖细胞发生基因变异，而外周血无法检查生殖细胞变异，在这种情况下，则有可能将生殖细胞变异传递给子代。

【预防】

MCAP 综合征患儿在 6 岁前至少每 6 个月随访一次，6 岁后至少每年随访一次，以监测神经外科并发症、呼吸或睡眠障碍、癫痫发作和骨科并发症。儿童早期暂时推荐的影像学检查包括前两年每 6 个月进行一次脑 MRI，然后每年 1 次直到 8 岁时出现神经并发症（如脑积水、小脑扁桃体异位）。8 岁前定期复查腹部 B 超，检测是否有肾母细胞瘤发生[14]。

（程梓峰　桂宝恒　范　歆）

【参考文献】

[1] Mirzaa GM, Conway RL, Gripp KW, et al. Megalencephaly-capillary malformation (MCAP) and megalencephaly-polydactyly-polymicrogyria-hydrocephalus (MPPH) syndromes: two closely related disorders of brain overgrowth and abnormal brain and body morphogenesis[J]. Am J Med Genet A, 2012, 158A(2):269-291.

[2] Cohen MM Jr. Mental deficiency, alterations in performance, and CNS abnormalities in overgrowth syndromes[J]. Am J Med Genet C Semin Med Genet, 2003, 117C(1): 49-56.

[3] Iriarte Fuster A, Cerdà Serra P, Riera-Mestre A. PIK3CA-related overgrowth spectrum (PROS): new insight in known diseases[J]. Med Clin (Barc),2021, 157(10): 483-488.

[4] Park HJ, Shin CH, Yoo WJ, et al. Detailed analysis of phenotypes and genotypes in megalencephaly-capillary malformation-polymicrogyria syndrome caused by somatic mosaicism of PIK3CA mutations[J]. Orphanet J Rare Dis, 2020, 15(1): 205.

[5] Cathomas G. PIK3CA in colorectal cancer[J]. Front Oncol, 2014, 4: 35.

[6] Mosele F, Stefanovska B, Lusque A, et al. Outcome and molecular landscape of patients with PIK3CA-mutated metastatic breast cancer[J]. Ann Oncol, 2020, 31(3): 377-386.

[7] Gökpınar İli E, Taşdelen E, Durmaz CD, et al. Phenotypic and molecular characterization of five patients with PIK3CA-related overgrowth spectrum (PROS)[J]. Am J Med Genet A, 2022, 188(6): 1792-1800.

[8] Garde A, Guibaud L, Goldenberg A, et al. Clinical and neuroimaging findings in 33 patients with MCAP syndrome: a survey to evaluate relevant endpoints for future clinical trials[J]. Clin Genet, 2021, 99(5): 650-661.

[9] Krishnamurthy K,Edema U,Ustun B,et al. PIK3CA-related overgrowth spectrum (PROS) presenting as isolated macrodactyly[J]. J Surg Case Rep, 2023, 2023(10): rjad549.

[10] Di Donato N,Rump A,Mirzaa GM, et al. Identification and characterization of a novel constitutional PIK3CA mutation in a child lacking the typical segmental overgrowth of

"PIK3CA-related overgrowth spectrum"[J].Hum Mutat,2016, 37(3): 242-245.

[11] Di Rocco F, Licci ML, Garde A, et al. Surgical management of Chiari malformation type 1 associated to MCAP syndrome and study of cerebellar and adjacent tissues for PIK3CA mosaicism[J]. Eur J Med Genet, 2023, 66(2): 104678.

[12] Alamar M, Candela S, Flor-Goikoetxea A, et al. Megalencephaly-capillary malformation syndrome and associated hydrocephalus: treatment options and revision of the literature[J].Childs Nerv Syst, 2021, 37(8): 2441-2449.

[13] Yu L, Wei J, Liu PD. Attacking the PI3K/Akt/mTOR signaling pathway for targeted therapeutic treatment in human cancer[J]. Semin Cancer Biol, 2022, 85: 69-94.

第六节　瓦登伯格综合征

【概述】

瓦登伯格综合征（Waardenburg syndrome，WS）又称耳聋白发眼病综合征或内眦皱裂耳聋综合征。由荷兰眼科医师 P. J. Waardenburg 首次报道[1]。该病以虹膜异色、感音神经性聋、内眦异位及前额白发为四大典型临床特征。可能伴发面部雀斑、全身皮肤脱色素白斑、视力异常、上肢骨骼发育不全、先天性巨结肠、胃肠道闭锁、先天性心脏病等症状。目前已有文献报道了 WS 合并青光眼[2]、肾脏畸形[3]、阴道及右侧子宫附件缺如[4]、鼻闭锁[5]的病例。

【流行病学】

在全球范围内，WS 无种族及性别差异。该病比较少见，患病率约为 1/42 000，占先天性耳聋患者的比例约为 2%[6]。

【遗传学】

WS 多数为常染色体显性遗传，也有少数为常染色体隐性遗传，与 WS 相关的致病基因包括 *PAX3*、*MITF*、*SOX10*、*EDN3*、*EDNRB*、*SNAI2*，这些基因在神经嵴细胞、黑色素细胞的形成、增殖、分化过程中发挥了重要作用。

（1）*PAX3*（paired box gene 3）属于转录因子 PAX 家族中的一个亚型，其变异主要与 WS-Ⅰ、WS-Ⅲ型有关。目前被报道的 *PAX3* 基因突变已多达百种，这些突变位点多集中于 2～6 号外显子，其中以 2 号外显子居多，并以错义突变较为多见。

（2）*MITF*（melanocyte inducing transcription factor），该基因在物种间高度保守，15%～20% WS-Ⅱ型患者中可检查到该变异[7]。该基因的变异以杂合突变为主，突变位点多位于 7、8 号外显子，突变可能导致 MITF 蛋白质二聚化受阻，导致单倍体剂量不足，从而导致无法激活下游目标基因转录[8]。

（3）*SOX10*（SRY-related HMG-box gene 10），其变异主要与 WS-Ⅱ型、WS-Ⅳ型有关。该基因的变异常被转录翻译为截断蛋白，从而导致无义介导的 mRNA 的降解。在人类疾病中，*SOX10* 突变与多种疾病相关，包括外周神经脱髓鞘病变、卡尔曼综合征[9]。已有报道 *SOX10* 突变可导致 WS-Ⅱ型合并卡尔曼综合征[10]。

（4）*EDN3/EDNRB*，作为内皮素信号通路中的重要一员，其一方面调节黑色素细胞生存、增殖、分化，另一方面调节肠神经细胞的迁徙，并防止肠内祖细胞过早分化，该基因的变异多导致 WS-Ⅳ型，也可导致部分 WS-Ⅱ型。*EDNRB* 纯合突变中，70% 呈现为完全隐性遗传[11]。

（5）*SNAI2*（the snail family transcriptional repressor 2），之前认为该基因的缺失会引起 WS-Ⅱ型，最近，对所有与 *SNAI2* 相关的 WS 病例进行了重新分析，发现这

些研究中的技术及分析方法存在问题，因此 *SNAI2* 基因缺失与 WS 的关系再次被质疑[12]。

尚未查询到上述基因导致 WS 合并阴道闭锁病例的报道。

【发病机制】

神经嵴细胞是在原肠胚及神经形成过程中短暂出现的细胞群，随着发育的进行，可分化为多种细胞，包括黑色素细胞、交感神经细胞、周围神经系统细胞、肾上腺嗜铬细胞等。其迁移、分化过程复杂，涉及多种信号通路与转录因子。在哺乳动物中，黑色素细胞可进一步分为两类，一类为 KIT 敏感的皮肤黑色素细胞，参与表皮及毛囊的黑色素形成；另一类为 KIT 欠敏感的黑色素细胞，分布于全身各处，包括内耳、眼、周围神经系统、心脏等。在内耳中，黑色素细胞分化为耳蜗血管纹中的中间细胞，并通过表达钾通道蛋白 KCNJ10 分泌 K^+ 参与耳蜗内淋巴液电位的维持。当涉及神经嵴及黑色素细胞形成、增殖、分化的基因发生突变时，则有可能导致皮肤色素减退、感音神经性聋等表型的出现，从而导致 WS 的发生。

胚胎期肾结构的发育也受到神经嵴细胞发育的影响。神经嵴细胞迁移形成肾源性间充质，从而诱导肾脏的分化和形成，神经嵴细胞迁徙障碍可导致肾脏畸形的发生[3]。但关于 WS 导致阴道发育异常的机制有待阐明。

【分型】

根据瓦登伯格协会推荐的标准[13]，可将 WS 分为四型，分别是 WS-Ⅰ 型（OMIM# 193500）、WS-Ⅱ 型（OMIM# 193510）、WS-Ⅲ 型（OMIM#148820）和 WS-Ⅳ 型（OMIM# 277580）。

WS-Ⅰ 型面部表型以内眦间距增宽为主，有听力损失患者占 25%～58%；WS-Ⅱ 型患者无内眦间距增宽，听力损失患者较多见，占 50%～87%；WS-Ⅲ 型：WS-Ⅰ 型伴上臂骨骼发育缺陷；WS-Ⅳ 型：WS-Ⅱ 型伴巨结肠、胃肠闭锁症。以上各型中，有无内眦间距增宽可用于 WS-Ⅰ 型、WS-Ⅱ 型的鉴别诊断。

【临床表现】

该病患者的听力障碍以非进展性感音神经性聋为主，可累及双侧或单侧；眼部症状常见内眦间距增宽，但瞳孔间距正常，虹膜异色也较常见，以蓝宝石虹膜较为典型；部分患者可有额前一撮白发，以及眉毛、睫毛过早变白、皮肤脱色斑的表现；部分患者因腭裂影响发音，或因重度耳聋导致语言障碍；WS-Ⅲ 型患者常有上肢骨骼发育异常；WS-Ⅳ 型患者因长期便秘出现先天性巨结肠或肠梗阻；此外，部分患者有连眉、眉毛粗浓、鼻根宽大、鼻翼发育不良、唇腭裂、脊柱裂、周围神经病变等症状[14]。

【病例概况】

患儿，女，年龄 8 岁 3 个月，因"生长发育迟缓 1 年"来诊。初诊年龄 7 岁 3 个月。身高 112.1cm（－2.1SD），体重 20.4kg（－0.8SD），虹膜异色，高度近视、面部雀斑，阴道闭锁（图 2-3）。既往因"感音神经性聋"行人工耳蜗治疗，语言发育正常。辅助检查：生长激素激发实验峰值 5.640ng/ml；妇科超声：①子宫未见明显占位；②双侧卵巢可见小卵泡。基因检测：全外显子组测序分析提示 *MITF* 基因杂合变异，c.451_452delTC（p.Ser151GlyfsTer5），变异来源为父亲。患儿 2020 年 9 月初诊身高 112.1cm（－2.1SD），使用生长激素治疗 3 年后，2023 年 11 月复查身高 135.6cm（－1SD）。

【辅助检查】

1. 眼部 测量视力、眼压、内眦距离，裂隙灯检查眼底，评估眼部情况[2]。

2. 听力 完善鼓室导抗图、纯音测听、耳声发射、听性脑干反应检查，全面评估听

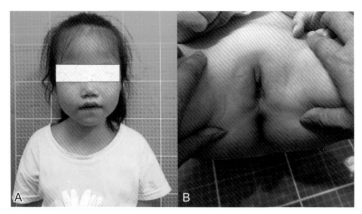

图 2-3 瓦登伯格综合征患儿的临床表现
A.面部雀斑；B.阴道闭锁

力损失的类型、严重程度；完善颞骨高分辨率 CT，评估是否有内耳发育畸形、内耳道狭窄、前庭导水管扩大、半规管异常等情况。对于无听力受损但伴发前庭功能障碍的 WS 患者，进行前庭功能、耳蜗电图了解前庭及内耳的情况[15]。

3. 超声 完善腹部、肾脏、子宫卵巢超声检测，以确定有无腹部肠管畸形、肾脏畸形、子宫卵巢阴道畸形等。

4. 遗传学检查 可通过基因 Panel 或全外显子组测序协助诊断。

5. 其他 WS-Ⅲ型患者常有上肢骨骼畸形，可行上肢 X 线检查；WS-Ⅳ型患者常有先天性巨结肠或消化道畸形，可完善备餐检查评估肠道情况。

【诊断和鉴别诊断】

1. 临床诊断 依据 Farrer 等[13]制定的瓦登伯格协会推荐的标准，WS-Ⅰ型患者必须同时满足 2 个主要诊断标准或 1 个主要诊断标准加 2 个次要诊断标准，具体如下。

（1）主要诊断标准：①先天性感音神经性聋；②虹膜异色；③前额一撮白发；④内眦异位，所有患者平均 W 指数 > 1.95 [W 指数是衡量眼眦异位的标准，$W = X + Y + (A/B)$，其中，$X = (2A - 0.2119C - 3.909)/C$，$Y = (2A - 0.2749B - 3.909)/B$，$A$ 为内眦间距离，B 为瞳孔间距离，C 为外眦间距离]；⑤一级亲属患病。

（2）次要诊断标准：①遗传性白斑病；②连眉，眼眉浓粗；③鼻根宽大；④鼻翼发育不良；⑤毛发早白（30 岁之前头发变白）。

2. 基因诊断 可结合表型评估，选择单基因、基因 Panel 或全外显子组测序等基因检测方法以明确基因变异。

3. 鉴别诊断 该病须与一组同时累及眼、耳、皮肤的疾病相鉴别，如 Vogt-Koyanagi-Harada 综合征（福格特 - 小柳 - 原田综合征）、Alezzandrini 综合征（眼 - 皮肤 - 耳综合征）、Tietze 综合征（白化聋哑综合征）、斑驳病（部分白化病）等。表型评估结合基因诊断可鉴别。

【治疗】

该病目前尚无针对病因治疗的方法，干细胞疗法虽有望从根本上解决患者症状，但还处于临床试验阶段[16]，临床上主要以对症治疗为主。

1. 眼部 只有虹膜异色的患者无须特殊处理，需定期复诊 2 ～ 3 年，包括视力、眼压、外眼检查。上睑下垂影响视力者，可进行手术矫正；弱视患者可通过光学矫正、光学补片、药物治疗、手术等方式进行干预；青光眼患者接受抗青光眼药物治疗[2]。

2.听力　感音神经性聋以对症治疗为主，如佩戴助听器，加强语言康复训练；对于佩戴助听器后康复效果仍差，符合人工耳蜗植入术筛选标准者，可进行人工耳蜗植入术治疗[15]。

3.其他　避免过度日晒，减少阳光照射的伤害；伴有神经系统病变、肢体畸形、先天性巨结肠等症状的患者，以对症支持治疗为主，必要时手术治疗。

【遗传咨询及预防】

（1）家族中诊断 WS 患者后，应对所有有血缘关系的同源亲属进行遗传学检查，筛查出可能的 WS 患者，并进一步行听力筛查，必要时进行其他多系统的病变筛查，以便早期给予对症治疗及康复。

（2）WS 患者或携带者计划生育时，应完善夫妇双方耳聋基因检测，以评估后代患病风险，通过产前诊断明确胎儿基因型。

（3）对于婚前、妊娠期均未进行基因检测的 WS 患者，其孩子出生后，尽早完善基因筛查，如结果阳性，应尽早开始治疗。早筛查、早治疗对于减少患者听力损害、改善语言发育、提升社会融合度具有重要的意义。

（程梓峰　桂宝恒　范　歆）

【参考文献】

[1] Waardenburg PJ. A new syndrome combining developmental anomalies of the eyelids, eyebrows and nose root with pigmentary defects of the iris and head hair and with congenital deafness[J]. Am J Hum Genet, 1951, 3(3): 195-253.

[2] AbdelRahman AM, Amin RH. Juvenile open-angle glaucoma with Waardenburg syndrome: a case report[J]. J Glaucoma, 2021, 30(1): e1-e4.

[3] Webb KM, Smith AJ, Dansby LM, et al. Waardenburg syndrome with familial unilateral renal agenesis: a new syndrome variant?[J]. Ther Apher Dial, 2015, 19(3): 296-298.

[4] Goodman RM, Oelsner G, Berkenstadt M, et al. Absence of a vagina and right sided adnexa uteri in the Waardenburg syndrome: a possible clue to the embryological defect[J]. J Med Genet, 1988, 25(5): 355-357.

[5] Holmström H, Santanelli F. Waardenburg's syndrome: Report of a case with nasal atresia[J]. Scand J Plast Reconstr Surg Hand Surg, 1991, 25(2): 181-182.

[6] Ringer J. Identification of Waardenburg syndrome and the management of hearing loss and associated sequelae: a review for the pediatric nurse practitioner[J]. J Pediatr Health Care, 2019, 33(6): 694-701.

[7] Huang SD, Song J, He CF, et al. Genetic insights, disease mechanisms, and biological therapeutics for Waardenburg syndrome[J]. Gene Ther, 2022, 29(9): 479-497.

[8] Oppezzo A, Rosselli F. The underestimated role of the microphthalmia-associated transcription factor (MiTF) in normal and pathological haematopoiesis[J]. Cell Biosci, 2021, 11(1): 18.

[9] Elmaleh-Bergès M, Baumann C, Noël-Pétroff N, et al. Spectrum of temporal bone abnormalities in patients with Waardenburg syndrome and SOX10 mutations[J]. AJNR Am J Neuroradiol, 2013, 34(6): 1257-1263.

[10] Chen K, Wang HY, Lai YX. Kallmann syndrome due to heterozygous mutation in SOX10 coexisting with Waardenburg syndrome type II: case report and review of literature[J]. Front Endocrinol (Lausanne), 2021, 11: 592831.

[11] Kuchenbaecker K, Gilly A, Suveges D, et al. Insights into the genetic architecture of haematological traits from deep phenotyping and whole-genome sequencing for two Mediterranean isolated populations[J]. Sci Rep, 2022, 12(1):1131.

[12] Mirhadi S, Spritz RA, Moss C. Does SNAI2 mutation cause human piebaldism and Waardenburg syndrome?[J]. Am J Med Genet A,

2020, 182(12): 3074-3075.

[13] Farrer LA, Grundfast KM, Amos J, et al. Waardenburg syndrome (WS) type I is caused by defects at multiple loci, one of which is near *ALPP* on chromosome 2: first report of the WS consortium[J]. Am J Hum Genet, 1992, 50(5): 902-913.

[14] Wang GJ, Li XH, Gao X, et al. Analysis of genotype-phenotype relationships in 90 Chinese probands with Waardenburg syndrome[J]. Hum Genet, 2022, 141(3-4): 839-852.

[15] Lovett A, Eastwood M, Metcalfe C, et al. Outcomes of cochlear implantation in early-deafened patients with Waardenburg syndrome: a systematic review and narrative synthesis[J]. Laryngoscope Investig Otolaryngol, 2023, 8(4): 1094-1107.

[16] Gillmore JD, Gane E, Taubel J, et al. CRISPR-Cas9 in vivo gene editing for transthyretin amyloidosis[J]. N Engl J Med, 2021, 385(6): 493-502.

第七节　Loeys–Dietz 综合征

【概述】

Loeys-Dietz 综合征（Loeys-Dietz syndrome, LDS）是由编码转化生长因子 β 信号通路的 *TGFBR1*、*TGFBR2*、*SMAD2*、*SMAD3*、*TGFB2* 和 *TGFB3* 基因变异引起的一种多系统受累的主动脉瘤综合征。典型的临床特征为眼距过宽、悬雍垂或腭裂、迂曲的主动脉瘤三联征。

【流行病学】

LDS 是一种罕见的遗传综合征，目前国内外尚无有关 LDS 发病率、生存率及累积死亡率的数据统计。

【遗传学】

LDS 为常染色体显性遗传病，由 *TGFBR1*、*TGFBR2*、*SMAD2*、*SMAD3*、*TGFB2* 和 *TGFB3* 基因突变所致，这些基因是编码转化生长因子 β（transforming growth factor beta, TGF-β）信号通路的组成部分。根据不同的基因突变，LDS 具有 6 种分型（表 2-6）。

LDS 首先被发现与 *TGFBR1* 和 *TGFBR2* 基因突变相关，这两个基因分别编码转化生长因子 β 受体 1 和转化生长因子 β 受体 2。*TGFBR2* 编码的蛋白质具有蛋白激酶结构域，与 *TGFBR1* 形成异二聚体复合物，并与 TGF-β 结合。*SMAD3* 基因是细胞内信号转导蛋白 SMAD 蛋白家族的成员，包含 15 个外显子，其突变可导致主动脉瘤、主动脉夹层并伴有早发性骨关节炎。

约 2/3 的 LDS 病例由新发突变导致，约 1/3 的病例为家族性遗传。通常新发突变会导致患者较为严重的颅面及骨骼异常，而家族性 LDS 病例的症状往往较轻。杂合突变导致基因功能丢失是多数 LDS 的遗传学特征，经无义介导的 mRNA 降解（nonsense-

表 2-6　LDS 的分型情况

分型	突变基因	遗传方式	基因位置	OMIM 编号
LDS1	*TGFBR1*	常染色体显性	9q22.33	190181
LDS2	*TGFBR2*	常染色体显性	3p24.1	190182
LDS3	*SMAD3*	常染色体显性	15q22.33	603109
LDS4	*TGFB2*	常染色体显性	1q41	190220
LDS5	*TGFB3*	常染色体显性	14q24.3	190230
LDS6	*SMAD2*	常染色体显性	18q21.1	601366

mediated mRNA decay，NMD)、单倍剂量不足、显性负效应等遗传效应与临床表型相关。LDS 在同一个家系内可呈现不完全外显，纯合等位基因变异也可导致 LDS，且纯合子代临床症状比杂合亲本更为严重[1]。目前尚未发现 LDS 的基因突变热点。

【发病机制】

LDS 的具体发病机制尚不完全明确。研究认为，经典或非经典 TGF-β 信号通路转导异常是主要发病机制。TGF-β 信号通路参与血管生成、基质转化、细胞增殖与分化、伤口愈合等过程[2]。经典 TGF-β 通路即 TGF-β 配体与 *TGFBR1/2* 结合后，使下游 *SMAD2/3* 磷酸化；磷酸化的 *SMAD2/3* 与 *SMAD4* 结合形成复合物进入细胞核，介导 TGF-β 靶基因转录。非经典 TGF-β 信号通路不依赖 *SMAD* 进行转导，TGF-β 受体复合物磷酸化下游的 TRAF6、TAK1、p38 MAPK 等细胞因子，调控细胞增殖。

LDS 最常见的病因是 *TGFBR1/2* 基因突变，且大多数突变为错义突变，主要位于细胞内丝氨酸 - 苏氨酸激酶结构域，能够损害激酶活性，但不改变受体的表达或运输；通过预测发现，这类突变可导致 *TGFBR1/2* 功能丧失。*TGFBR2* 中发生的无义突变或微缺失，经预测发现可逃避无义介导的 mRNA 降解。研究发现，*TGFBR* 杂合突变患者主动脉组织来源的成纤维细胞内 TGF-β 信号转导增加，这一发现证实 TGF-β 在主动脉瘤发病机制中发挥重要作用，但 TGF-β 受体功能丧失导致 TGF-β 活性上调的机制尚不清楚。此外，动物实验证实，TGF-β 信号转导在小鼠模型的血管和颅面部发育中具有重要作用[3]。

【临床表现】

LDS 的临床表现主要包括血管、颅面部、骨骼异常及皮肤改变[3]（图 2-4）。

1. 颅面部　患儿的颅面部畸形可表现为小颌畸形、下颌后缩、颧骨发育不全、耳位低、后旋耳等，眼部表现为眼距过宽、外斜视、上睑下垂、晶体状脱位或半脱位、高度近视、白内障、视网膜剥离、虹膜震颤、蓝色巩膜及眼球突出等。患儿还可能出现悬雍垂异常及腭裂。

2. 心血管　患儿可能出现的心脏畸形包括房间隔缺损、二叶式主动脉瓣、二尖瓣脱垂、二叶式肺动脉瓣等。脉管畸形包括动脉迂曲（全身性）、动脉导管未闭、升主动脉瘤、升主动脉夹层、肺动脉瘤、降主动脉瘤及脑动脉瘤等。快速进展的主动脉瘤或夹层是 LDS 最主要的特征。研究表明，LDS 患者发生主动脉夹层破裂的年龄及夹层破裂时主

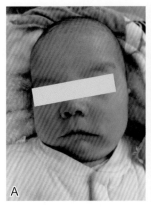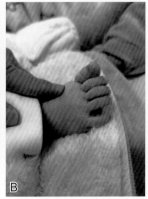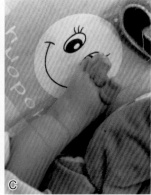

图 2-4　Loeys-Dietz 综合征患儿的临床表现

A. 眼距过宽，小下颌，嘴角下斜；B、C. 皮肤松弛，足趾皱褶深

动脉的直径均明显低于马方综合征（Marfan syndrome，MFS）等其他主动脉瘤综合征[3]。

3. 骨骼 患儿的头颅骨骼畸形包括颅缝早闭和颧骨发育不全；可能出现胸廓畸形、关节松弛、脊柱侧弯等；手足畸形包括蜘蛛脚样指、手指屈曲、轴后多指畸形、马蹄足等。

4. 皮肤改变 患者皮肤松弛、变薄，呈半透明状；皮肤易破损且损伤后愈合不良，出现皮纹或面部粟粒疹。

5. 神经系统 智力低下、发育迟缓、小脑扁桃体下疝畸形、脑积水等。

6. 免疫系统 约 1/3 的患者出现哮喘、食物过敏、湿疹和过敏性鼻炎。

【病例概况】

图 2-4 为一 3 月龄男婴，因"竖头不稳 1 个月"就诊。系 G2P2，足月顺产出生，出生情况好，出生后发现肌张力低，竖头不稳。体格检查：头围 42.5cm，身长 64.2cm，体重 6.3kg，前囟宽，约 2cm×2cm，颅缝延至前额，双眼追视不良，薄唇，嘴角下斜，高腭弓，小下颌，下颌后缩，颈短，颈后皮肤松弛，胸廓无明显畸形，心、肺查体未见明显异常，可见脐疝、腹股沟斜疝，四肢关节活动度大，手指细长。辅助检查：心脏彩超提示"卵圆孔未闭、三尖瓣轻度关闭不全"；颅脑 MRI 平扫提示"①两侧额颞部、脑干前方硬膜下腔增宽；②右侧眼球及晶状体改变，先天性白内障？"；全外显子组测序分析：TGFBR1 基因（NM004612.2）c.1057G＞A（p.Gly353Arg），新发变异。

【实验室检查】

1. 常规检查 需完善凝血功能、D- 二聚体、C 反应蛋白等检查。若患者出现主动脉夹层或动脉瘤、主动脉内膜破裂及主动脉假腔造成血流速度下降，激活凝血纤溶系统，可导致 D- 二聚体等指标的升高[4]。

2. 影像学检查 超声心动图、胸部和脊柱 X 线、胸部 CT、血管造影、MRI 等，了解心脏、主动脉等血管情况。

3. 分子检测 对于出现典型的 LDS 三联征、有胸主动脉瘤家族史、伴主动脉根部扩张或夹层的年轻先证者、具有 MFS 样表型但又达不到 MFS 诊断标准的患儿，建议行相关基因检测[5]。

4. 其他 LDS 可导致全身多系统受累，眼科相关检查（如检测视力、眼底检查）、组织病理学检查、心电图检查、运动发育评估等有助于全面评估患者的临床症状。

【诊断和鉴别诊断】

1. 诊断 LDS 的诊断需结合患者临床表现、家族史和分子遗传学检测结果。对于出现疑似临床特征的患者，分子遗传学检测后明确为 LDS 相关基因（TGFBR1/2、SMAD2/3、TGFB2/3）的致病变异，可确诊为 LDS。

2. 鉴别诊断

（1）血管型 Ehlers-Danlos 综合征（vascular-type Ehlers-Danlos syndrome，EDSVASC，OMIM#130050）：是由 COL3A1 基因（OMIM# 120180）导致的常染色体显性遗传病。血管型 Ehlers-Danlos 综合征的临床特点如下：自发性动脉 / 肠 / 子宫破裂[6]、皮肤薄呈半透明、皮肤广泛淤伤、易出血，以及薄唇、无耳垂等面部特征。与 LDS 极易混淆，需行基因检测进一步鉴别，检出 COL3A1 基因突变可确诊 EDSVASC。

（2）Meester-Loeys 综合征（Meester-Loeys syndrome，MRLS；OMIM#300989）：是由 BGN 基因（OMIM#301870）导致的 X 连锁遗传病。MRLS 的临床特征：早发性主动脉瘤和动脉夹层，以及眼距过宽、胸廓畸形、关节活动过度、挛缩和轻度骨骼发育不良[7]。与 LDS 表型有交叉，需行基因检测进一步鉴别，基因检测发现 BGN 基因突变可诊断 MRLS。

（3）动脉迂曲综合征（arterial tortuosity

syndrome，ATS；OMIM#208050）：是一种罕见的结缔组织疾病，呈常染色体隐性遗传，由 *SLC2A10* 基因（OMIM#606145）纯合或复合杂合突变引起。ATS 的临床特征包括全身大动脉迂曲、延长、狭窄和动脉瘤形成，还包括皮肤和关节异常，如皮肤过度松弛、关节松弛或挛缩、腹股沟疝，以及小颌畸形、滑动性疝和心室肥厚等[8]。与 LDS 表型类似，需行基因检测进一步鉴别，基因检测发现 *SLC2A10* 基因复合杂合或纯合变异可诊断 ATS。

【治疗及随访】

1. 药物治疗　研究发现血管紧张素Ⅱ受体阻滞剂（ARB）及 β 受体阻滞剂可用于减弱 TGF-β 信号通路的反应性及减缓主动脉血管的扩张[9]。目前，临床上将氯沙坦作为 LDS 患者的预防性用药，但其安全性和有效性仍需进一步研究[10]。

2. 手术治疗　LDS 患者的主动脉病变进展迅速、预后较差且无确切的药物治疗手段，目前手术是唯一的治疗方法。手术治疗需要考虑患者的主动脉直径、病情进展速度、瓣膜功能、非心血管体征的严重程度、家族史和具体亚型等多种因素[5]。对于具备手术指征者，在瓣膜功能良好的基础上，应尽可能选择保留自身瓣膜。对于已发夹层者，应积极进行手术治疗，将挽救生命作为首要目标。

3. 定期随访　尚无手术指征的患者应定期复查超声心动图，监测自身瓣膜功能及主动脉扩张程度[11]。持续监测血管状况对于识别新动脉瘤的发生及监测现有动脉瘤的发展具有重要意义[12]。

【遗传咨询】

LDS 的遗传方式为常染色体显性遗传，单个等位基因突变即可起病。若双亲之一是患者，则可能将致病基因遗传给子女，子女中 1/2 可能发病。若双亲都是患者，其子女有 3/4 的可能发病。若患儿为新发突变，父母均不携带致病基因，再生育的孩子出现生殖腺嵌合体而导致 LDS 的概率≤ 1%[13]。一旦家族中出现 LDS 患者，建议家族其他成员行基因检测以便采取相应的治疗措施，做到早发现、早诊断、早治疗。

【预防】

该病目前尚无有效的预防措施，对于生育过该疾病患儿的家长，建议父母进行基因检测，再次生育时进行产前诊断。

（黄逸云　范　歆）

【参考文献】

[1] Baskin S M, Morris SA, Vara A, et al. The first reported case of Loeys-Dietz syndrome in a patient with biallelic SMAD3 variants[J]. Am J Med Genet A, 2020, 182(11): 2755-2760.

[2] Iwata J, Hacia JG, Suzuki A, et al. Modulation of noncanonical TGF-β signaling prevents cleft palate in Tgfbr2 mutant mice[J]. J Clin Invest, 2012, 122(3): 873-885.

[3] Velchev JD, Van Laer L, Luyckx I, et al. Loeys-dietz syndrome[J]. Adv Exp Med Biol, 2021,1348:251-264.

[4] Cui JS, Jing P, Zhuang SJ, et al. D-dimer as a biomarker for acute aortic dissection: a systematic review and meta-analysis[J]. Medicine (Baltimore), 2015, 94(4): e471.

[5] 胡馗，王春生．Loeys-Dietz 综合征的诊断及治疗进展 [J]．复旦学报 (医学版)，2022, 49(1): 138-143.

[6] Beighton P, De Paepe A, Steinmann B, et al. Ehlers-Danlos syndromes: revised nosology, Villefranche, 1997[J]. Am J Med Genet, 1998, 77(1): 31-37.

[7] Meester JA, Vandeweyer G, Pintelon I, et al. Loss-of-function mutations in the X-linked biglycan gene cause a severe syndromic form of thoracic aortic aneurysms and dissections[J]. Genet Med, 2017, 19(4): 386-395.

[8] Coucke PJ, Willaert A, Wessels MW, et al. Mutations in the facilitative glucose transporter GLUT10 alter angiogenesis and cause arterial tortuosity syndrome[J]. Nat Genet, 2006, 38(4): 452-457.

[9] Möberg K, De Nobele S, Devos D, et al. The Ghent Marfan Trial: a randomized, double-blind placebo controlled trial with losartan in Marfan patients treated with β-blockers[J]. Int J Cardiol, 2012, 157(3): 354-358.

[10] Yetman AT, Beroukhim RS, Ivy DD, et al. Importance of the clinical recognition of Loeys-Dietz syndrome in the neonatal period[J]. Pediatrics, 2007, 119(5): e1199-e1202.

[11] Hunter-Adamson L, Tierney S. Echogenomics: echocardiography in heritable aortopathies[J]. Curr Cardiol Rep, 2024, 26(3): 179-189.

[12] Huguenard AL, Johnson GW, Osbun JW, et al. Natural history and growth rate of intracranial aneurysms in Loeys-Dietz syndrome: implications for treatment[J]. J Neurosurg, 2023: 1-8.

[13] Loeys BL, Schwarze L, Holm T. Aneurysm syndromes caused by mutations in the TGF-beta receptor[J]. N Engl J Med, 2006, 44(6): 1374-1375.

第一节 3β- 羟类固醇
脱氢酶缺乏症

【概述】

3β- 羟类固醇脱氢酶（3β-hydroxysteroid dehydrogenase，3β-HSD）缺乏症是一种在类固醇激素合成过程中，由于 3β-HSD 缺乏造成类固醇激素合成障碍，导致皮质醇合成部分或全部减少的常染色体隐性遗传病，是先天性肾上腺皮质增生症（congenital adrenal hyperplasia，CAH）的罕见类型之一[1]。其特征是糖皮质激素、盐皮质激素、性腺激素均减少，出现失盐和性腺发育异常。若未及时诊断治疗，患者常在婴儿期由于失盐和肾上腺危象而死亡。

【流行病学】

CAH 的全球发病率为 1/18 000 ～ 1/14 000[2, 3]，中国为 1/25 757 ～ 1/20 815[4]。而 3β-HSD 缺乏症所占比例小于 1%[5]，患病率 <1/1 000 000[6, 7]，我国发病情况不详。

【遗传学】

3β-HSD 缺乏症是一种罕见的常染色体隐性遗传病，由编码 3β-HSD 的基因变异所致。人体内，3β-HSD 由两种基因编码：*HSD3B1* 基因编码 3β-HSD 同工酶 I 型，主要在胎盘和外周组织中表达，低底物浓度下可催化类固醇生成，是妊娠期间合成妊娠期胎盘黄体酮所必需的；*HSD3B2* 基因编码的 3β-HSD 同工酶 II 型主要存在于肾上腺和性腺，是合成肾上腺皮质激素和性激素的重要限速酶。*HSD3B2*、*HSD3B1* 基因均位于 1 号染色体短臂，包含 4 个外显子和 3 个内含子，具有 93.6% 的同源性[8]。目前发现的 3β-HSD 缺乏症主要由 *HSD3B2* 基因变异所致，已报道的 *HSD3B2* 基因变异达 80 余种，包括错义突变、无义变异、剪切变异等，其中错义突变是最常见的变异类型。

【发病机制】

类固醇激素的合成是一个动态过程，不仅依赖于胆固醇的从头合成，还依赖于促肾上腺皮质激素（adrenocorticotrophic hormone，ACTH）及各种酶的调节。其中，3β-HSD 是所有类固醇激素（如糖皮质激素、盐皮质激素、黄体酮、雄激素和雌激素）生物合成所必需的关键酶之一[9]。3β-HSD 的主要功能是将 Δ^5- 类固醇转变为活性更强的 Δ^4- 类固醇，即孕烯醇酮、17- 羟孕烯醇酮及脱氢表雄酮（dehydroepiandrosterone，DHEA）分别催化生成孕酮、17- 羟孕酮（17-hydroxyprogesterone，17-OHP）和雄烯二酮[10]。3β-HSD 缺乏症主要由 *HSD3B2* 基因变异导致 II 型同工酶缺陷，使得肾上腺、性腺组织中 Δ^5- 类固醇转变为 Δ^4- 类固醇的过程受阻，孕烯醇酮不能转化为孕酮，17-羟孕烯醇酮不能转化为 17-OHP，从而出现 Δ^5/Δ^4- 类固醇比例增高，且下游产物皮质醇、醛固酮和性激素水平下降，导致失盐和肾上腺皮质功能不足（图 3-1）。

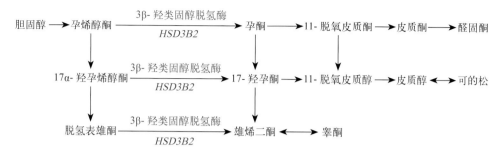

图 3-1　类固醇激素的合成

【临床表现】

1. 经典型　分为失盐型和非失盐型。由于醛固酮分泌不足，失盐型患者可在新生儿期出现明显的失盐和肾上腺皮质功能不足的表现。一般出生 2 周以后开始出现呕吐、喂养困难、腹泻、脱水、生长迟缓等症状，生化检测提示低血糖、低血钠和高钾血症、代谢性酸中毒、低血容量休克等表现。低钠血症可导致抽搐、昏迷等神经系统症状，高钾血症可引起致命性心律失常，若延迟诊治，可危及生命[1, 2, 11]。

另外，由于典型的 3β-HSD 缺乏导致性激素水平低下，46, XX 患者由于 DHEA 分泌增加，可通过 3β-HSD 同工酶 I 型转化为雄性激素，外生殖器可表现为不同程度的男性化，如阴蒂肥大、伴或不伴阴唇融合；而 46, XY 患者由于肾上腺和睾丸 3β-HSD 同工酶 II 型活性降低，使得雄激素合成减少，虽然肾上腺组织外的 I 型 3β-HSD 可在外周组织将 DHEA 转化为活性较强的雄性激素，但其含量仍低于生殖器官发育所需的正常水平，常表现为不同程度的男性化不足，如小阴茎、尿道下裂，严重者可出现男性假两性畸形，外生殖器呈女性外观[1, 2, 11]。进入青春期后，女性患者有高雄激素的表现，如多毛、痤疮、月经量少，甚至造成多囊卵巢；而男性患者多表现为不同程度的性腺功能低下。通常失盐型 3β-HSD 在出生第 1 个月即可诊断，而非失盐型患者新生儿期和婴儿期外生殖器异常不明显，往往延迟至青春期诊断[1, 2, 11]。

2. 非经典型　一般无失盐表现，男女两性外生殖器也如正常外观。部分患者在幼儿期出现肾上腺功能早现、阴毛早现。女性在青春期可因雄激素增多导致多毛、痤疮、月经稀少等症状。虽然这些患者体内的 Δ^5、Δ^4- 类固醇水平符合 3β-HSD 缺乏症的变化，但部分患者未证实 *HSD3B2* 基因发生致病变异。

【辅助检查】

1. 生化检查　血糖、电解质、血气分析、肝肾功能等。

2. 内分泌激素检测　基础血皮质醇、ACTH、血 17-OHP、雄性激素、血浆肾素活性和血醛固酮等。液相色谱串联质谱法可测定各肾上腺皮质甾体的相关代谢产物，作为 3β-HSD 的诊断标志物，如孕烯醇酮、17- 羟孕烯醇酮等[1, 12]。

3. ACTH 激发试验　ACTH 可兴奋肾上腺皮质束状带合成分泌类固醇激素功能，利用外源的 ACTH 兴奋皮质可评价其储备功能，从而能判断患者是否存在皮质功能不全，该试验是 3β-HSD 缺乏症患者的主要诊断手段之一。

4. 染色体核型分析　女性生殖器外观或者外生殖器模糊者，可行染色体核型分析明确。

5. 影像学　肾上腺彩超和 CT 有助于肾

上腺肿瘤或其他肾上腺病变的鉴别。妇科彩超检查可以初步检查有无子宫及性腺。X线骨龄检测可用于评估骨龄增长情况。

6. 基因检测 若基因检测证实 *HSD3B2* 基因变异，可确诊 3β-HSD 缺乏症[1, 12]。常规方法：Sanger 测序 + 多重链接探针扩增技术，但其通量低，漏诊误诊时有发生。目前 CAH 三代测序可提高基因诊断的效率和准确率。

【诊断和鉴别诊断】

1. 诊断 [1, 3, 4, 6]

（1）临床表现：根据失盐、肾上腺皮质功能减退，以及男性外生殖器男性化不足、女性外生殖器男性化改变等表现做出初步诊断。

（2）生化检查：失盐型患者呈低血糖、低血钠、高血钾、酸中毒等改变。

（3）内分泌激素检查：Δ^5- 类固醇激素（孕烯醇酮、17- 羟孕烯醇酮及 DHEA）水平明显增高，Δ^4- 类固醇激素（孕酮、17-OHP 和雄烯二酮）水平下降，ACTH 升高，基础皮质醇、血醛固酮下降。由于外周组织Ⅰ型 3β-HSD 的作用，部分患者 17- 羟孕烯醇酮转化为 17-OHP，17-OHP 浓度可升高至21- 羟化酶缺乏症患者水平，但 3β-HSD 缺乏

症患者 17α- 羟孕烯醇酮 /17-OHP 比值增高，可帮助鉴别。ACTH 激发试验后，Δ^5/Δ^4- 类固醇比值进一步增高，有助于诊断。

（4）临床表现：非经典型诊断较为困难，可通过动态检测实验室激素水平变化、基因检测明确诊断。

2. 鉴别诊断

（1）肾上腺功能早现：此类疾病患者会过早出现阴毛、腋毛，但无其他性征出现。女性 3β-HSD 缺乏症患者由于雄激素过高亦会出现阴毛、腋毛，可行 ACTH 激发试验，Δ^4、Δ^5- 类固醇激素等检查进行鉴别，3β-HSD 缺乏症患者 Δ^5/Δ^4- 类固醇比值增高明显，可帮助鉴别。

（2）X 连锁先天性肾上腺发育不全[13]：亦可表现为不同程度的糖皮质激素和盐皮质激素缺乏，并伴有性腺发育不良，但该病患者青春期可见性发育滞后或成熟障碍，外周血促性腺激素和性激素水平持续低下，由 *NROB1*（*DAX-1*）基因或 *NR5A1*（*SF-1*/*AD4BP*）基因变异导致，部分患儿 Xp21.3-21.2 邻近多种基因缺失，基因检测可帮助鉴别。

（3）3β-HSD 缺乏症还需与其他类型的CAH 进行鉴别[6, 14, 15]，见表 3-1。

表 3-1　3β-HSD 缺乏症与其他类型 CAH 的鉴别诊断

	21- 羟化酶缺乏症	11β- 羟化酶缺乏症	17α- 羟脱氢酶缺乏症	类脂性 CAH
编码基因	*CYP21*	*CYP11*	*CYP17*	*STAR/CYP11A*
失盐	+（单纯男性化型无失盐表现）	－	一般无失盐表现	+
高钾血症	+	－	-	+
高血压	－	+	－	－
性发育异常	外周性性早熟 女性男性化	外周性性早熟 女性男性化	男性女性化 女性性幼稚或性发育延迟	均表现为女性外生殖器 性发育延迟
皮质醇	↓↓	↓	↓↓	ND
11- 脱氧皮质醇	↓	↑↑	↓	ND

续表

	21- 羟化酶缺乏症	11β- 羟化酶缺乏症	17α- 羟脱氢酶缺乏症	类脂性 CAH
17- 羟孕酮	↑↑↑	↑	↓↓↓	ND
17- 羟孕烯醇酮	−	−	−	ND
肾素	↑↑↑	↓↓↓	↓↓↓	↑↑↑
醛固酮	↓	↓↓↓	↓↓↓	ND
皮质酮	↓	−	↑	ND
脱氧皮质酮	↓	↑↑↑	↑↑	ND
孕烯醇酮	−	−	−	±
睾酮	↑	↑	↓↓↓	ND
雄烯二酮	↑↑	↑↑↑	↓↓↓	ND
DHEA	↑	↑	↓↓↓	ND

注：+. 有；−. 无或不作为生化标记；ND. 不能检出；↑. 升高；↓. 降低

【治疗】

3β-HSD 缺乏症的治疗目标主要是防治肾上腺危象和抑制高雄激素现象，保证正常的线性生长及青春期发育，并在成年后最大程度维护正常生育功能[1-3, 7, 16, 17]。

1. 糖皮质激素替代治疗　是治疗 3β-HSD 缺乏症的主要治疗手段，通过抑制下丘脑及垂体分泌过量的促皮质素释放激素及 ACTH，抑制雄激素过量，减缓患者过快的生长速度和超前的骨龄。糖皮质激素的剂量与剂型因不同类型、不同生长时段而异，生长发育期患者首选药物为氢化可的松，不推荐长效制剂，以免抑制线性生长。开始治疗时糖皮质激素剂量可稍大以抑制明显升高的肾上腺激素水平，推荐剂量为 50mg/（m²·d）[婴儿期为 25mg/（m²·d）][1, 3]。临床症状好转、电解质正常后宜尽快减少氢化可的松剂量至维持量，推荐剂量新生儿或婴儿为 8 ～ 12mg/（m²·d），1 岁至青春期前为 10 ～ 15mg/（m²·d），分 3 次服用。青春期患者氢化可的松的药代动力学可能因清除率增加而改变，因此需要更高的糖皮质激素剂量。然而，由于 CAH 患者的成年身高与青春期早期给予的糖皮质激素剂量呈负相关，因此应以最低有效剂量继续治疗，以达到治疗目标。

2. 盐皮质激素替代治疗　治疗失盐型 3β-HSD 患者除糖皮质激素外，需要联合盐皮质激素治疗。由于盐皮质激素相对耐药和这一时期 17-OHP 升高的抗盐皮质激素作用，新生儿和小婴儿需要比年龄较大的儿童更高剂量的氟氢可的松，通常为 100 ～ 200μg/d，分为 1 ～ 2 次口服。治疗过程中需要频繁监测电解质、血浆肾素和血压，并逐渐减少氟氢可的松剂量，生长发育期患者使用氟氢可的松的剂量通常为 0.05 ～ 0.2mg/d。同时应补充钠盐以纠正水、电解质紊乱，每日补充氯化钠 1 ～ 2g 或 17 ～ 34mmol。失盐型患者即使身高达到成年身高，仍需补充氟氢可的松。

18 个月以下患者应至少每 3 个月监测一次，而年龄较大的患者应每 4 ～ 6 个月监测一次，或在剂量改变后更频繁地监测。青春期通常与激素控制困难有关，即使替代剂量似乎足够并且对药物治疗方案的依从性良好。

【遗传咨询】

该病遗传方式为常染色体隐性遗传，目前发现的 3β-HSD 缺乏症主要由 *HSD3B2* 基因变异导致。对于已生育过 3β-HSD 缺乏症患者的家庭，若明确患者为 *HSD3B2* 基因变异且其父母为该基因变异携带者，再生育时需进行产前遗传咨询，必要时进行产前诊断。

【预防】

该病的预防需避免近亲结婚。新生儿筛查及对临床疑诊病例进行基因变异分析有助于早期诊断。及时诊断治疗可以降低 3β-HSD 缺乏症患者的死亡率及病残率。

（蔡彬彬　陈瑞敏）

【参考文献】

[1] 陈瑞敏，李云斐，袁欣. 先天性肾上腺皮质增生症罕见类型 [J]. 中华实用儿科临床杂志，2015, 30(8): 570-574.

[2] Speiser PW, Arlt W, Auchus RJ, et al. Congenital adrenal hyperplasia due to steroid 21-hydroxylase deficiency: an endocrine society[J]. J Clin Endocrinol Metab, 2018, 103(11): 4043-4088.

[3] 李娟，王秀敏. 先天性肾上腺皮质增生症的诊治与管理 [J]. 中华全科医师杂志，2023, 22(6): 574-579.

[4] Li Z, Huang L, Du C, et al. Analysis of the screening results for congenital adrenal hyperplasia involving 7.85 million newborns in China: a systematic review and meta-analysis[J]. Front Endocrinol (Lausanne), 2021, 12: 624507.

[5] Li Z, Liang Y, Du C, et al. Clinical applications of genetic analysis and liquid chromatography tandem-mass spectrometry in rare types of congenital adrenal hyperplasia[J]. BMC Endocr Disord, 2021, 21(1): 237.

[6] Al Alawi AM, Nordenström A, Falhammar H. Clinical perspectives in congenital adrenal hyperplasia due to 3β-hydroxysteroid dehydrogenase type 2 deficiency[J]. Endocrine, 2019, 63(3): 407-421.

[7] Balsamo A, Baronio F, Ortolano R, et al. Congenital adrenal hyperplasias presenting in the newborn and young infant[J]. Front Pediatr, 2020, 8: 593315.

[8] Chen L, Huang H, Zhang H, et al. Three cases of 3β-hydroxysteroid dehydrogenase deficiency: clinical analysis[J]. Adv Clin Exp Med, 2021, 30(3): 289-299.

[9] Rasmussen MK, Ekstrand B, Zamaratskaia G. Regulation of 3β-hydroxysteroid dehydrogenase/ Δ^5-Δ^4 isomerase: a review[J]. Int J Mol Sci, 2013, 14(9): 17926-17942.

[10] Baquedano MS, Guercio G, Costanzo M, et al. Mutation of HSD3B2 gene and fate of dehydroepiandrosterone[J]. Dehydroepiandrosterone, 2018: 75-123.

[11] Mendonça BB, Russell AJ, Vasconcelos-Leite M, et al. Mutation in 3β-hydroxysteroid dehydrogenase type Ⅱ associated with pseudohermaphroditism in males and premature pubarche or cryptic expression in females[J]. J Mol Endocrinol, 1994, 12(1): 119-122.

[12] Fanis P, Neocleous V, Kosta K, et al. Late diagnosis of 3β-Hydroxysteroid dehydrogenase deficiency: the pivotal role of gas chromatography-mass spectrometry urinary steroid metabolome analysis and a novel homozygous nonsense mutation in the HSD3B2 gene[J]. J Pediatr Endocrinol Metab, 2020, 34(1): 131-136.

[13] Choi HS, Kwon A, Chae HW, et al. Identification of a novel point mutation in DAX-1 gene in a patient with adrenal hypoplasia congenita[J]. Ann Pediatr Endocrinol Metab, 2021, 26(2): 126-129.

[14] Trakakis E, Basios G, Trompoukis P, et al. An update to 21-hydroxylase deficient congenital adrenal hyperplasia[J]. Gynecol Endocrinol, 2010, 26(1): 63-71.

[15] Kim CJ. Congenital lipoid adrenal hyperplasia[J]. Ann Pediatr Endocrinol Metab, 2014, 19(4): 179-183.

[16] Claahsen-van der Grinten HL, Speiser PW, Ahmed SF, et al. Congenital adrenal hyperplasia-current insights in pathophysiology, diagnostics, and management[J]. Endocr Rev, 2022, 43(1):

91-159.

[17] Charmandari E, Hindmarsh PC, Johnston A, et al. Congenital adrenal hyperplasia due to 21-hydroxylase deficiency: alterations in cortisol pharmacokinetics at puberty[J].J Clin Endocrinol Metab, 2001, 86(6): 2701-2708.

第二节　P450 氧化还原酶缺陷症

【概述】

P450 氧化还原酶缺陷症（P450 oxidoreductase deficiency，PORD；OMIM#613571）是一种罕见的先天性肾上腺皮质增生症，由细胞色素 P450 氧化还原酶（P450 oxidoreductase，POR；OMIM#124015）基因纯合或复合杂合变异导致。1985 年 Perterson 首次描述了该病的临床特征，2004 年 Fluck 等确定 POR 为其致病基因。细胞色素 P450 氧化还原酶（cytochrome P450 oxidoreductase，POR）是细胞色素 P450 酶唯一的电子供体。POR 基因缺陷导致 CYP 家族中多种酶的活性下降，因此 POR 等位基因变异导致多种类固醇代谢酶缺陷、药物毒物代谢障碍及骨骼发育异常。PORD 临床表现多样，主要表现为外生殖器模糊、肾上腺皮质功能不全及不同程度的骨骼畸形[1]。

【流行病学】

PORD 非常罕见，目前已报道 100 多例患者，男女发病率无明显差异。

【遗传学】

POR 位于染色体 7q11.2，由 16 个外显子组成，全长 32.9kb，编码由 680 个氨基酸组成的蛋白质。目前已发现 126 个致病性变异（Human Genome Variation Society，人类基因组变异学会，http://www.hgvs.org/），涉及错义、移码和剪接位点变异等，但该基因变异位点分散、无明显热点变异。POR 基因变异具有种族差异。p.A287P 是高加索人群中最常见的变异，而 p.R457H 是日本人群中最常见的变异。p.R457H 为我国人群的热点变异。

【发病机制】

POR 是一种膜结合的黄素蛋白，在还原型烟酰胺腺嘌呤二核苷酸磷酸（NADPH）到 P450 酶的电子传递中起核心作用。POR 缺陷导致 CYP17A1、CYP19A1 活性下降，雄激素和雌激素合成中断。CYP21A2 活性下降可导致 17-OHP 在胎儿体内积累并通过"旁路途径"转化为有活性的 DHT（双氢睾酮）。同时 CYP19A1 活性下降可导致雄激素向雌激素转化的过程受阻（图 3-2），染色体核型为 46, XX 的胎儿出生时可有阴蒂肥大、阴唇融合、尿道下裂等外生殖器雄性化表现。同时过量的雄激素还可使母体出现雄性化表现，如痤疮、多毛等。此外，在胎儿出生后，由于旁路途径关闭，只留下经典雄激素生成途径，因此其血清雄激素水平会恢复正常或处于偏低水平，女性患者阴蒂不再增大。46, XY 男性由于胎儿间质细胞类固醇合成过程中 CYP17A1 活性降低而导致雄激素合成不足，出生时外生殖器可女性化。由于胎儿期的"旁路途径"，17-OHP 可在不经过雄烯二酮或睾酮作为中间体的情况下转化为 DHT，因而男性患者出生时外生殖器也可正常，然而随着年龄的增长，可出现外生殖器幼稚[2-5]。

胆固醇的生物合成依赖于角鲨烯环氧化酶（一种非 P450 酶）和 CYP51A1，后者需要 POR 进行电子转移。PORD 患者骨骼畸形的发病机制可能为 CYP51A1、角鲨烯环氧化酶活性降低导致胆固醇合成障碍，进而影响软骨发育，主要表现为面中部发育不全、颅缝融合和围生期桡肱骨骨缝融合等[2]。

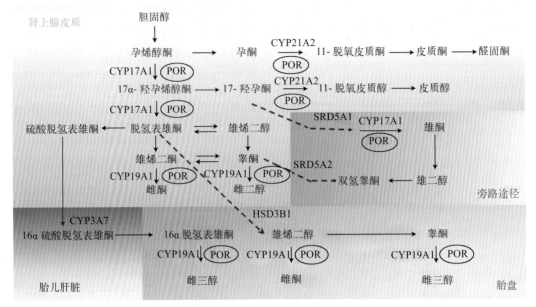

图 3-2　POR 参与的类固醇生物合成途径

CYP17A1. 17α- 羟化酶 /17，20- 裂解酶；CYP21A2. 21- 羟化酶；CYP19A1. 芳香化酶

【临床表现】

PORD 男性、女性患者均可见外生殖器畸形。染色体为 46，XX 的患者出生时可有阴蒂肥大、阴唇融合、小阴茎、尿道下裂等外生殖器畸形表现，同时过量的雄激素还可使母体出现雄性化表现，如痤疮、多毛等，但在产后迅速好转。染色体为 46，XY 的患者可能表现为男性化不足且程度不一，从小阴茎到严重的尿道下裂。男性患者青春期或成年后可表现为小睾丸、青春期发育延迟，可伴有生精功能异常。女性患者表现为月经不规则、闭经、卵巢囊肿、不孕等。一些女性 PORD 患者有自发破裂倾向的卵巢巨大囊肿[3-5]。

大多数 PORD 患者电解质和糖皮质激素功能正常。部分患者可能存在皮质醇缺乏，基础糖皮质激素分泌水平正常或偏低，在应激状态下合成不足，甚至诱发肾上腺危象，因此需要糖皮质激素替代治疗。部分患者由于 CYP17A1 缺陷，盐皮质激素增多，可表现为轻度高血压。据报道，约 90% 的

PORD 患者存在特征性面部容貌改变和骨骼畸形，包括短头、颅缝早闭、前额突出、面中部发育不良、梨形鼻、耳发育不良、上腭窄、前臂旋后异常、屈曲指、细长指、短趾等。其他异常尚有肾盂扩张、膀胱输尿管反流。部分患者伴有认知障碍，可能与严重的颅骨畸形有关[3]。

【实验室检查】

1. 内分泌激素检测　血浆促肾上腺皮质激素（ACTH）浓度正常或升高。血清皮质醇水平正常或降低，ACTH 激发试验反应低，提示慢性代偿性肾上腺功能不全。血清孕烯醇酮、孕酮、17-OHPreg（17- 羟孕烯醇酮）和 17-OHP（17- 羟孕酮）浓度通常正常，在 ACTH 激发后升高。血清雄激素浓度低，对 ACTH 或人绒毛膜促性腺激素刺激没有反应。气相色谱 - 质谱法（GC-MS）检测到尿类固醇异常。PORD 患者的类固醇异常与 21-OHD 和 17-OHD 患者的激素特征一致[6]。

2. 新生儿筛查　在一些 PORD 患者中，新生儿筛查 CAH 可能呈阳性，血清 17-

OHP 中度升高。然而，新生儿筛查对 PORD 不够敏感。

3. 基因检测　可用于确诊及对 PORD 先证家庭的遗传咨询。

【诊断和鉴别诊断】

先证者尿类固醇有特征性改变：孕烯醇酮（孕烯二醇）和孕酮（孕烯二醇）代谢物浓度增加。具有 21-OHD 和 17-OHD 患者的激素特征。基因检测发现 POR 基因复合杂合或纯合致病变异可确诊。

PORD 需与其他类型的先天性肾上腺皮质增生症（congenital adrenal hyperplasia，CAH）、多囊卵巢综合征（PCOS）及早发性卵巢功能不全（POI）等进行鉴别。

（1）CAH：一些外生殖器异常和 17-OHP 升高的 PORD 最初被视为 21-OHD 或 CYP19A1 缺乏症。临床上，PORD 的男性

化在产后没有进展，与未经治疗的 21-OHD 相反。在 PORD 患者中，17-OHP 的升高幅度低于孕酮，与 21-OHD 相反。CYP17A1 活性也受到 POR 突变的影响，导致雌二醇 / 睾酮低于正常水平，与 21-OHD 相反。21-OHD 中皮质醇通常降低，而 PORD 患者皮质醇水平可能正常，对 ACTH 刺激反应低。

其他罕见类型 CAH 的鉴别诊断具体见表 3-2。

（2）PCOS：非经典或成年发作的 PORD 也应该与 PCOS 鉴别，二者都可能出现月经不调、不孕和卵巢囊肿。然而，在 PORD 中，血清睾酮在产后通常低或正常，孕酮浓度升高，卵巢囊肿通常有自发破裂的风险，需要手术，而在 PCOS 中，高雄激素通常合并正常的孕激素水平和一些窦卵泡（直径为 2 ~ 9mm），很少需要手术[6]。

表 3-2　PORD 与其他疾病的鉴别诊断		
	11β- 羟化酶缺乏症	17α- 羟化酶 /17，20- 裂解酶缺乏	类脂性 CAH
编码基因	CYP11	CYP17A1	STAR/CYP11A
肾上腺受影响	+	+	+
性腺受影响	-	+	+
性发育异常	外周性性早熟 女性男性化	男性女性化 女性性幼稚或性发育延迟	均表现为女性外生殖器 性发育延迟
糖皮质激素	↓	对于皮质醇缺乏症的皮质酮补偿	↓
ACTH	↑	↑	↑
雄激素	↑	↓	↓
盐皮质激素	↑	↑	↓
肾上腺危象	罕见	-	++
肾素	↓	↓	↑
血压	↑	↑	↓
类固醇激素谱	DOC、11- 脱氧皮质醇、雄烯二酮、DHEA 增加，皮质醇、醛固酮、皮质酮减少	DOC、皮质酮、孕酮增加，皮质醇、醛固酮、17- 羟孕烯醇酮、17-OHP、雄烯二酮、DHEA 减少	所有类固醇激素水平低

注：+. 有；-. 无；↑. 升高；↓. 下降；ACTH. 促肾上腺皮质激素；DOC. 脱氧皮质酮；DHEA. 脱氢表雄酮；17-OHP. 17- 羟孕酮

（3）POI：一些非经典 PORD 中继发性闭经与雌二醇和抗米勒管激素降低有关，进而增加卵泡刺激素和黄体生成素水平，需与 POI 相鉴别。类固醇激素和遗传分析有助于二者的鉴别。

【治疗】

1. 激素替代治疗　如果皮质醇基础值较低，则需要定期进行氢化可的松个体化替代治疗。对于 ACTH 激发试验的皮质醇水平偏低者，应在围手术期和生理压力增加时补充适当类固醇激素。患者一般无须盐皮质激素替代治疗，但应密切监测血压。女性患者在青春期时需要接受个体化性激素替代治疗。

2. 手术矫正　男性患者的尿道下裂和隐睾症，以及女性患者的阴蒂肥大可以通过手术纠正[7]。

3. 卵巢囊肿的治疗　雌二醇可减小女性患者卵巢囊肿的大小，但这些患者的卵巢囊肿容易自发破裂。据报道，使用促性腺激素释放激素激动剂和强效类固醇治疗可降低卵巢囊肿破裂风险。

4. 颅骨矫正手术　颅缝早闭可能影响患者的认知，因此建议早期进行手术干预。

【遗传咨询】

该病为常染色体隐性遗传病。先证者父母通常为无症状的致病变异携带者。先证者的同胞为患者或正常个体的概率均为 25%，成为致病等位基因携带者的概率为 50%。当先证者基因诊断明确时，可以通过羊水细胞或绒毛膜细胞对胎儿进行产前诊断。

【预防】

PORD 为常染色体隐性遗传病，因此该病的预防要避免近亲结婚，进行遗传咨询及产前诊断，避免缺陷儿的出生。开展新生儿筛查，有利于早期发现患者，早期治疗，降低伤残率。

（陈　虹　陈瑞敏）

【参考文献】

[1] Dean B, Chrisp GL, Quartararo M, et al. P450 oxidoreductase deficiency: a systematic review and meta-analysis of genotypes, phenotypes, and their relationships[J].J Clin Endocrinol Metab,2020,105(3):dgz255.

[2] Flück CE, Pandey AV. Steroidogenesis of the testis–new genes and pathways[J].Ann Endocrinol (Paris), 2014, 75(2): 40-47.

[3] Unal E, Demiral M, Yıldırım R, et al. Cytochrome P450 oxidoreductase deficiency caused by a novel mutation in the POR gene in two siblings: case report and literature review[J]. Hormones, 2021, 20(2): 293-298.

[4] Gusmano C,Cannarella R,Crafa A,et al. Congenital adrenal hyperplasia, disorders of sex development, and infertility in patients with POR gene pathogenic variants: a systematic review of the literature[J]. J Endocrinol Invest, 2023, 46(1): 1-14.

[5] Wang C,Tian Q.Diagnostic challenges and management advances in cytochrome P450 oxidoreductase deficiency, a rare form of congenital adrenal hyperplasia, with 46, XX karyotype[J]. Front Endocrinol (Lausanne), 2023, 14: 1226387.

[6] Idkowiak J, O'Riordan S, Reisch N, et al. Pubertal Presentation in Seven Patients with Congenital Adrenal Hyperplasia due to P450 Oxidoreductase Deficiency[J]. J Clin Endocrinol Metab,2011 ,96(3):E453-E462.

[7] Fan L, Ren X, Song Y , et al. Novel phenotypes and genotypes in Antley-Bixler syndrome caused by cytochrome P450 oxidoreductase deficiency: based on the first cohort of Chinese children[J]. Orphanet J Rare Dis, 2019, 14(1): 299.

第4章 遗传或代谢性综合征

第一节 法布里病

【概述】

法布里病（Fabry disease；OMIM# 301500）是由 *GLA* 基因变异导致的一类溶酶体贮积症，1898 年由 Anderson 和 Fabry 首次报道，故又称"Anderson-Fabry disease"。该病累及神经、肾脏、心脏、皮肤、胃肠道和眼等全身多器官系统，根据临床表现可分为经典型与迟发型[1]。

【流行病学】

法布里病在普通人群中预估患病率为 1/100 000。据国外报道，新生儿法布里病发病率为 1/8882 ～ 1/1250，我国终末期肾衰竭透析患者中法布里病患病率为 0.12%[2]。

【遗传学】

法布里病为 X 连锁遗传性疾病，*GLA* 是目前报道的唯一致病基因，其位于染色体 Xq22.1，长度为 12kb，由 7 个外显子组成，编码由 429 个氨基酸组成的 α- 半乳糖苷酶 A（α-galactosidase A，α-Gal A）。迄今已报道超过 1000 种 *GLA* 基因突变，经典型常见无义变异、剪切变异和移码变异，迟发型常见错义突变、罕见剪切变异[3]。

【发病机制】

GLA 基因编码的 α-Gal A 在人体细胞溶酶体中负责水解神经鞘脂类化合物（绝大部分为三己糖酰基鞘脂醇，GL-3）末端的 α-半乳糖残基。*GLA* 基因变异导致 α-Gal A 活性降低或完全缺乏，造成代谢底物 GL-3 及其衍生物脱乙酰基 GL-3 在肾脏、心脏、神经系统、皮肤等大量贮积，引起相应的多器官病变[4]。

【临床表现】

法布里病按临床表现分为经典型和迟发型。经典型多见于男性，多于儿童期起病；迟发型多见于女性，多在 40 ～ 70 岁发病。法布里病常累及神经、肾脏、心脏、皮肤、胃肠道、眼等器官，症状随病程进展而逐渐加重。

1. *面容* 男性患者多在 12 ～ 14 岁出现特征性面容，表现为眶上嵴外凸、额部隆起和嘴唇增厚。

2. *皮肤血管角质瘤* 常见于经典型患者，多见于"坐浴区"即脐膝之间的外生殖器、阴囊、臀部和大腿内侧，表现为凸出皮肤表面的红色斑点。

3. *神经系统* 多数患者会出现周围神经疼痛，表现为足底和手掌难以忍受的烧灼感，并放射到四肢近端，甚至出现痛性痉挛；自主神经受累时表现为少汗或无汗；中枢神经系统受累时多表现为早发的短暂性脑缺血发作或缺血性卒中。

4. *眼* 特征性的表现包括结膜血管迂曲、角膜涡状混浊、晶状体后囊混浊和视网膜血管迂曲，严重者可导致视力降低甚至丧失。常为女性患者就诊的主要原因之一。

5. *消化道* 多在进食后出现恶心、呕吐、

63

腹胀、痉挛性腹痛和腹泻等症状，也可表现为吸收不良或便秘。

6. 肾脏　早期表现为尿浓缩功能障碍如夜尿增多、多尿和遗尿，随病程进展可逐渐出现蛋白尿，甚至达肾病综合征水平，伴随肾功能损害，多在 30 岁左右进入终末期肾病。

7. 心血管系统　可表现为高血压、冠状动脉受累导致的心肌缺血、心脏瓣膜病变和肥厚型心肌病，严重者可表现为心绞痛、心肌梗死和心力衰竭。多为疾病的晚期表现和主要的死亡原因。

【辅助检查】

1. α-Gal A 活性检测　简单快捷，样本多为外周血白细胞、血浆、干血纸片等。白细胞测定法可靠但复杂，血浆测定常出现假阴性结果，干血纸片法可应用于高危人群及家系成员的筛查。但 α-Gal A 活性检测具有一定局限性，男性患者 α-Gal A 活性严重下降或缺失，可提示患法布里病；女性患者受 X 染色体随机失活的影响，α-Gal A 活性水平不一，60% 以上的女性患者 α-Gal A 活性在参考值范围内。

2. 基因检测　是确诊及辅助临床分型的重要检测手段。但仅有 80% 左右的患者可检测到 *GLA* 基因致病变异，对意义不明的基因变异解读还需结合底物及衍生物水平、病理等综合判断。

3. 生物标志物检测

（1）血浆 GL-3 水平：是诊断法布里病常用的生化指标，男性患者血浆 GL-3 水平明显高于健康人群，而女性患者普遍较低，且多处于参考值范围，因此血浆 GL-3 水平对女性法布里病诊断的意义有限。

（2）血浆 Lyso-GL-3 水平：其敏感度高于 GL-3，且与临床表型有良好的相关性。血浆 Lyso-GL-3 水平的显著升高有助于区分经典型和迟发型，特别是对于男性患者而言，

可监测疾病严重度和进展。血浆 Lyso-GL-3 水平对女性诊断的敏感度高于 α-Gal A 活性，但假阳性率偏高，诊断值的参考范围尚待更多循证医学证据支持。目前可通过干血纸片样本进行 Lyso-GL-3 检测。

4. 组织病理学活检　具有辅助诊断意义，可检测肾脏、心脏、皮肤或神经组织。光镜下可见相应组织细胞呈空泡改变；电镜下可见相应组织细胞（如肾小球脏层上皮细胞、肾小管上皮细胞、血管内皮细胞、心肌细胞、皮肤汗腺等）胞质内充满嗜锇性"髓样小体"，小体呈圆形或卵圆形，小体内部呈层状，类似洋葱皮或髓鞘结构，是溶酶体糖脂聚集的典型病理特征。

【诊断和鉴别诊断】

1. 诊断　法布里病缺乏特异性症状，容易漏诊、误诊，患者出现症状至明确诊断的时间平均为 3 年，最长可达几十年[5]。因此，法布里病的诊断需结合临床表现、酶活性、基因检测、生物标志物等多项指标。

2. 鉴别诊断　法布里病临床表现多样且不具特异性。其疼痛需与风湿免疫病、幼年特发性关节炎、原发性红斑肢痛症、雷诺综合征等相鉴别；血管角质瘤需与过敏性紫癜或其他皮疹相鉴别；消化道症状需与消化不良、肠易激综合征相鉴别；角膜涡状混浊需与氯喹等药物导致的角膜混浊等相鉴别；肾脏受累需与原发性肾小球肾炎或其他继发性肾小球疾病相鉴别；心脏受累需与其他病因导致的肥厚型心肌病、左心室肥厚、心律失常、心力衰竭相鉴别；神经系统受累需与其他病因导致的青少年期出现的脑部病变、早发性卒中相鉴别。

【治疗】

1. 酶替代治疗（enzyme replacement therapy，ERT）　通过外源性补充基因重组的 α-Gal A，替代患者体内酶活性降低或完全缺乏的 α-Gal A，促进 GL-3 的分解，减少

GL-3 和 Lyso-GL-3 在器官组织的贮积。目前进入临床的产品包括阿加糖酶 α 与阿加糖酶 β，推荐不论年龄或是否为携带者，只要有临床症状即应开始 ERT，可有效改善肾外症状，提高生活质量，更能延缓该病进展[6]。

2. 对症治疗　法布里病累及多个组织器官，需针对各器官受累情况进行对症治疗，具体治疗方案需专科医师评估。

【遗传咨询】

法布里病是 X 染色体连锁遗传疾病，一般情况下，男性患者的女性后代患病风险为 100%，男性后代正常；女性患者的男性及女性后代患病风险均为 50%。

【预防】

该病尚无有效预防措施，建议患者父母再生育前进行详细的产前诊断。

（吴文涌　陈瑞敏）

【参考文献】

[1] Wanner C, Arad M, Baron R, et al. European expert consensus statement on therapeutic goals in Fabry disease[J].Mol Genet Metab, 2018, 124(3): 189-203.

[2] 中国法布雷病专家协作组 . 中国法布雷病诊疗专家共识 (2021 年版)[J]. 中华内科杂志 , 2021, 60(4): 321-330.

[3] Ortiz A, Germain DP, Desnick RJ, et al. Fabry disease revisited: management and treatment recommendations for adult patients[J]. Mol Genet Metab, 2018, 123(4): 416-427.

[4] Chan B, Adam DN. A review of fabry disease[J]. Skin Therapy Lett, 2018, 23(2): 4-6.

[5] Chen X, Qiu W, Ye J, et al. Demographic characteristics and distribution of lysosomal storage disorder subtypes in Eastern China[J].J Hum Genet, 2016, 61(4): 345-349.

[6] Germain DP, Fouilhoux A, Decramer S, et al. Consensus recommendations for diagnosis, management and treatment of Fabry disease in paediatric patients[J].Clin Genet, 2019, 96(2): 107-117.

第二节　婴儿全身性动脉钙化症

【概述】

婴儿全身性动脉钙化症（generalized arterial calcification of infancy, GACI）是一种罕见的常染色体隐性遗传病，常见的致病基因为 ENPP1 及 ABCC6。该病多在宫内及婴幼儿期发现，以动脉钙化或大中动脉狭窄为主要特点[1]。

【流行病学】

GACI 是一种罕见的遗传性疾病，无种族及性别差异[1]。目前该疾病报道约 180 例[2]。

【病因及发病机制】

GACI 为常染色体隐性遗传病，Rutsch 等[3] 发现 ENPP1 失活突变占 GACI 患者的 75%，其余患者是由 ATP 依赖的膜转运蛋白基因 ABCC6 突变导致。ENPP1 基因编码一种 Ⅱ 型跨膜蛋白，其主要功能是将细胞外 ATP 水解成单磷酸腺苷（AMP）和无机焦磷酸盐（PPi），PPi 是羟基磷灰石形成和血管钙化的一种生理抑制剂，缺乏这种酶会导致 PPi 缺乏，因此在动脉内膜和中膜之间出现羟基磷灰石晶体沉积[4]。ABCC6 是跨膜转运蛋白 ATP 结合基因家族的一员，是依赖 ATP 的转运体，主要表达在肝脏上，ABCC6 本身不转运三磷酸核苷，但表达 ABCC6 的细胞可以分泌大量的三磷酸核苷，胞外的核苷酸酶将三磷酸核苷分解为 AMP 和 PPi，当其缺陷时，三磷酸核苷分泌减少导致 PPi 缺乏可能是动脉钙化的原因，同时也有学者[3] 提出，缺乏 ABCC6 可能导致肝脏产生的某种循环因子缺乏，从而导致动脉钙化。

【临床表现】

通常大部分患者产前多表现为胎儿水肿、胎儿心力衰竭、高血压等，出生后主要表现为多种心血管症状，如发绀、高血压、心力衰竭、心肌病、动脉广泛钙化等，还包含一些心外表现如皮肤钙质沉积、视网膜受累、听力损害、佝偻病等[5]。其临床严重程度与受累血管所支配的器官及其受累程度有关。该病任何动脉均可受累。

【实验室检查】

1. 生化　电解质、钙、磷，肾功能。

2. 超声心动图　了解心脏射血分数，心脏大小，冠状动脉有无钙化、狭窄。

3. 血管超声　注意钙化及狭窄。

4. X 线片　注意有无佝偻病症状。

5. CT　注意血管钙化及狭窄。

6. 头颅 MRI 及血管 MRI　了解头颅血管有无狭窄。

7. 眼底　了解眼底纤维组织有无异位矿化及断裂。

8. 听力　了解有无听力受损。

9. 组织病理学　可以选择钙化动脉或狭窄动脉进行活检。

10. 基因　ENPP1 或 ABCC6 基因变异。

【诊断和鉴别诊断】

1. 诊断　GACI 的诊断是结合临床、影像学或组织病理学检查结果及遗传学结果进行的。动脉活检是诊断的金标准。其主要的病理改变是羟基磷灰石在大、中型动脉的内膜上沉积，内侧平滑肌增殖，伴随纤维内膜增生和血管狭窄。产前可以通过胎儿超声在妊娠中期发现动脉钙化诊断。

2. 鉴别诊断　宫内感染、宫内胎粪性腹膜炎、先天性心脏病、肾脏疾病、甲状旁腺异常等。

【治疗】

对该疾病的治疗仍然缺乏相关指南。在国际上对该病治疗探索较多的药物为双膦酸盐，它是 PPi 的结构类似物。文献中[5]报道使用双膦酸盐治疗的患儿可以使动脉钙化减少，但对顽固性高血压、肥厚型心肌病及动脉狭窄并无任何疗效。在一项对少数患者进行的非随机、回顾性研究[6]中，发现接受双膦酸盐治疗的婴儿存活率明显提高，但是文献中报道的针对该病早期积极治疗预后存在分歧，钙化消退及患儿死亡的结局都存在。因此很难确定双膦酸盐治疗的效果。

针对 GACI 中高血压的治疗，文献中[7]通常使用卡托普利或依那普利，可将患儿血压控制在正常范围内，若患儿有肾动脉狭窄，禁忌用 ACEI 类药物。由于患儿存在动脉钙化及动脉狭窄，其高血压需要长期用药，但同样有文献报道，对于自然消退钙化的患者，可以在短期内减少降压药的使用。若有持续顽固性高血压，且监测患儿动脉有钙化倾向者，可加用双膦酸盐治疗[8]，可能对其高血压也有一定疗效。

（任潇亚　巩纯秀）

【参考文献】

[1] Chong CR, Hutchins GM.Idiopathic infantile arterial calcification: the spectrum of clinical presentations[J]. Pediatr Dev Pathol, 2008, 11(5): 405-415.

[2] Brunod I, Tosello B, Hassid S, et al. Generalized arterial calcification of infancy with a novel ENPP1 mutation: a case report[J]. BMC Pediatr, 2018, 18(1): 217.

[3] Rutsch F, Böyer P, Nitschke Y, et al. Hypophosphatemia, hyperphosphaturia, and bisphosphonate treatment are associated with survival beyond infancy in generalized arterial calcification of infancy[J]. Circ Cardiovasc Genet, 2008, 1(2): 133-140.

[4] Ferreira CR, Hackbarth ME, Ziegler SG, et al. Prospective phenotyping of long-term survivors of generalized arterial calcification of infancy (GACI)[J]. Genet Med, 2021, 23: 396-407.

[5] Ciana G, Trappan A, Bembi B, et al. Generalized arterial calcification of infancy: two siblings with prolonged survival[J]. Eur J Pediatr, 2006, 165(4): 258-263.

[6] Boyce AM, Gafni RI, Ferreira CR. Generalized

arterial calcification of infancy: new insights, controversies, and approach to management[J]. Curr Osteoporos Rep, 2020, 18(3): 232-241.

[7] Nitschke Y, Rutsch F. Inherited arterial calcification syndromes: etiologies and treatment concepts[J]. Curr Osteoporos Reps, 2017, 15(4): 255-270.

[8] Khan T, Sinkevicius KW, Vong S, et al. ENPP1 enzyme replacement therapy improves blood pressure and cardiovascular function in a mouse model of generalized arterial calcification of infancy[J]. Dis Model Mech, 2018, 11(10): dmm035691.

第三节　Alport 综合征

【概述】

Alport 综合征（Alport syndrome）又称遗传性进行性肾炎，是一种临床表现以血尿、蛋白尿、进行性肾功能减退为特征，部分患者合并感音神经性聋、眼部病变等肾外表现的综合征[1]。

【流行病学】

该病在临床上并不罕见，世界各地均有报道。美国报道的 Alport 综合征的基因突变率为 1/50 000 ～ 1/1000。X 连锁遗传者男女均可发病，但男性发病率高于女性，且病情较女性重。该病患者占成人新发终末期肾病病例的 0.5% 和儿童新发终末期肾病病例的 12.9%。

Alport 综合征是继常染色体显性多囊肾病之后慢性肾脏病的第二大相对常见单基因病。

【遗传学】

该病属遗传性疾病，根据不同遗传方式分为：① X 连锁显性遗传，是由 COL4A5 基因致病性变异所致，为最常见的遗传方式（约占 85%）；② 常染色体隐性遗传，由 COL4A3 或 COL4A4 基因纯合或复合杂合致病性变异所致（约占 15%）；③ 极少数为常染色体显性遗传，由 COL4A3 或 COL4A4 基因杂合致病性变异所致[2, 3]，以及近年提出的双基因 Alport 综合征，是指患者同时具有 COL4A3、COL4A4 和 COL4A5 基因中两个基因的致病性变异。

【发病机制】

20 世纪 80 年代末期已确定 X 连锁显性遗传型者为编码Ⅳ型胶原 α5 链或 α5 和 α6 链的基因 COL4A5、COL4A6（染色体定位 Xq22.3）变异，结果 α5 链异常致使 α5 链参与Ⅳ型胶原网状结构异常。常染色体隐性遗传型者为编码Ⅳ型胶原 α3 链或 α4 链的基因 COL4A3 或 COL4A4（染色体定位 2q36.3）变异而致。

【临床表现】

1. 肾脏病变　首发症状为血尿，是 Alport 综合征患者最常见的临床表现，最早在出生时即可检出，50% 有肉眼血尿，为肾小球源性。疾病早期尿蛋白阴性或微量，随病情进展蛋白尿加重，30% ～ 40% 病例的尿蛋白量可达肾病水平，疾病后期多发生高血压。X 连锁显性遗传者男性患者预后极差，肾功能进行性减退，90% 的患者在 40 岁之前发展至终末期肾病[4]。女性患者病情较轻，常只有血尿，或仅于劳累、妊娠时发生血尿，寿命不受影响。

2. 感音神经性聋　病变发生于耳蜗部位，最初累及高频区，需进行纯音测听以发现听力异常，耳聋呈进行性加重，随年龄增长逐渐累及全音域，影响日常对话交流。

3. 眼部病变　眼部异常是有诊断价值的，包括前圆锥形晶状体、黄斑周围点状和斑点状视网膜病变。其中，黄斑周围斑点状视网膜病变较常见，病变通常不影响视力，但随肾功能减退而进展。

4. 其他　弥漫性平滑肌瘤病是 Alport 综合征少见的临床表现，胃食管、气管和女性生殖道（如阴蒂、大阴唇及子宫）为常见受累部位，并伴随相应症状，如吞咽困难、呼吸困难等[5]。此外，部分患者尚伴有血管和心脏异常，如青春期颅内动脉瘤、主动脉异常（包括扩张、夹层或动脉瘤）、二尖瓣脱垂和室间隔畸形等，可能与IV型胶原网络缺陷导致血管基底膜结构不稳定有关[6]。

【辅助检查】

1. 实验室检查　尿常规见镜下血尿、蛋白尿。肾功能提示血肌酐、尿素氮逐渐升高，达到肾衰竭水平则伴发其他检查异常，如血常规提示正细胞正色素性贫血、代谢性酸中毒及电解质异常等。

2. 纯音测听　最初仅累及高频区，随着时间的推移，逐渐累及全音域。

3. 眼科检查　黄斑周围斑点状视网膜病变较常见，需要用视网膜摄像的方法观察；前圆锥形晶状体需借助裂隙灯检查，表现为进行性近视度数加深，甚至导致前极性白内障或前囊自发穿孔。

4. 组织病理改变

（1）肾脏活检：电镜下基底膜（GBM）弥漫增厚或厚薄不均，致密层分层、撕裂呈篮网状为特征性改变。光镜下无特征性的病理变化，大多表现为肾小球轻微病变，随病程进展出现节段或弥漫性系膜细胞增生，系膜基质增多，毛细血管壁不规则增厚。免疫荧光学检查也无特异性，早期通常为阴性，部分患者可见非特异性 IgA、IgG、IgM、补体 C3 和 C1q 沉积。

（2）皮肤活检：光镜没有特异性改变，但皮肤和肾脏组织的IV型胶原免疫染色可发现IV型胶原 α3 链、α4 链和（或）α5 链缺失或异常分布。

5. 基因检测　Alport 综合征的致病基因包括 COL4A3、COL4A4 和 COL4A5，极少数 X 连锁 Alport 综合征（XLAS）患者具有同时累及位于 X 染色体的 COL4A5 和 CO-L4A6 基因外显子的大片段缺失。

【诊断和鉴别诊断】

1. 诊断　目前认为可确诊 Alport 综合征的主要依据[7]：①肾活检电镜下肾小球基底膜超微病理的典型改变；②组织（皮肤及肾小球）基底膜IV型胶原 α 链异常表达；③ COL4A3 ～ COL4A6 基因变异。Flinter 等曾提出"四项诊断指标"，对于血尿或慢性肾衰竭或两者均有的患者，符合如下 4 项中的 3 项便可诊断：①血尿或有慢性肾衰竭家族史；②肾活检电镜检查有典型病变；③进行性感音神经性聋；④眼病变。

2. 鉴别诊断

（1）与导致持续性家族性血尿的疾病鉴别：需明确血尿的来源，如肾小球源性血尿，病因包括家族性 IgA 肾病、薄基底膜肾病、家族性溶血性尿毒症性综合征等；非肾小球源性血尿病因包括家族性高钙尿症、遗传性多囊肾、镰状细胞贫血等。

（2）与导致肾功能减退合并耳聋的疾病鉴别：MYH9 基因相关疾病，以及肾单位肾痨、Bartter 综合征、MELAS 综合征、Fabry 病、鳃裂 - 耳 - 肾综合征、CHARGE 综合征、Kallmann 综合征、Muckle-Wells 综合征、Townes-Brock 综合征等。

（3）与导致肾小球基底膜分层的疾病鉴别：MYH9 基因相关疾病，以及 Pierson 综合征、Frasier 综合征、指甲髌骨综合征、Galloway-Mowat 综合征、CD151 基因变异等。

【治疗】

Alport 综合征目前尚无特效治疗，以支持和肾脏替代治疗为主。由美国、中国、法国、德国及加拿大的专家共同研讨发表了 Alport 综合征治疗的专家共识[7]，建议一线用药为血管紧张素转化酶抑制剂（ACEI），二线用药为血管紧张素受体阻滞药（ARB）及醛固酮抑制剂螺内酯，螺内酯也可直接用作二线药物，或作为 ARB 治疗无效时的替代药物。该共识认为少部分患者联合应用 ACEI 及螺内酯控制尿蛋白的程度优于 ACEI 联用 ARB，治疗时需注意高钾血症、低血压、干咳等不良反应的发生。此外，该共识还提出何时开始干预用药的指征：①家族中有 30 岁前进入终末期肾病的患者或有严重 COL4A5 基因变异（无义、缺失、剪接变异）的男性患者，在微量白蛋白尿阶段即可开始治疗。②具有蛋白尿的所有患者均建议治疗 [8, 9]。

Alport 综合征患者进展至终末期肾病者需进行肾脏替代治疗，包括血液透析、腹膜透析和肾移植。与其他疾病患者相比，Alport 综合征患者进行肾脏替代治疗有相似甚至更优的效果，已有研究表明 Alport 综合征患者在血液透析和腹膜透析期间，以及接受肾移植后均有较高的生存率；进行肾移植的患者也有较长的移植物存活时间，且移植存活率不受基因变异严重程度的影响 [10]。因此，Alport 综合征通常是肾移植的良好适应证，在可能的情况下应优先进行肾移植。

【遗传咨询】

对于已经确诊为 Alport 综合征的家系，目前已实现产前诊断与基因检测相结合，在胚胎植入前和妊娠期对胚胎或胎儿进行基因诊断，以实现优生优育 [11]。Alport 综合征产前基因诊断可以通过绒毛活检术和羊膜腔穿刺术获得胎儿 DNA 样本进行诊断，亦可以通过植入前基因诊断实现，因此对于有生育意愿的 Alport 综合征患者或家系成员，建议在妊娠前进行基因检测，确定基因致病性变异，并由具备临床遗传学知识的医师根据其遗传型进行合理正确的遗传咨询和生育指导，但需要注意产前基因诊断的局限性，如存在母源性 DNA 污染的风险或仅检测已知的基因变异位点，不除外存在其他基因变异位点的可能 [12]。此外，Alport 综合征家系成员还可以选择通过对体外受精的胚胎进行家系已知的 COL4A3、COL4A4 或 COL4A5 基因致病性变异检测，选择没有患病风险的胚胎进行移植，以避免子代发病 [13]。

【预后】

X 连锁遗传型 Alport 综合征预后与性别密切相关。男性患者通常于 20 岁后逐渐发展为慢性肾衰竭，据前述欧洲透析移植协会的资料，479 例男性患者平均 24.3 岁时发展为慢性肾衰竭，女性患者较轻，很少进入肾衰竭。

（洪琳亮　陈瑞敏）

【参考文献】

[1] Flinter F. Alport's syndrome[J]. J Med Genet, 1997, 34(4): 326-330.

[2] Hertz J M, Thomassen M, Storey H, et al. Clinical utility gene card for: Alport syndrome - update 2014[J]. Eur J Hum Genet, 2015, 23(9): doi:/0. 1038/ejhg. 2014. 254.

[3] Bekheirnia MR, Reed B, Gregory MC, et al. Genotype-phenotype correlation in X-linked Alport syndrome[J]. J Am Soc Nephrol, 2010, 21(5): 876-883.

[4] Jais JP, Knebelmann B, Giatras I, et al. X-linked Alport syndrome: natural history in 195 families and genotype- phenotype correlations in males[J]. J Am Soc Nephrol, 2000, 11(4): 649-657.

[5] Kruegel J, Rubel D, Gross O. Alport syndrome: insights from basic and clinical research[J]. Nat Rev Nephrol, 2013, 9(3): 170-178.

[6] Pedrosa AL, Bitencourt L, Paranhos RM, et al. Alport syndrome: a comprehensive review on genetics, pathophysiology, histology, clinical and therapeutic perspectives[J]. Curr Med Chem, 2021, 28(27): 5602-5624.

[7] Savige J, Gregory M, Gross O, et al. Expert guidelines for the management of Alport syndrome and thin basement membrane nephropathy[J]. J Am Sue Nephrol, 2013, 24(3): 364-375.

[8] Kashtan CE, Ding J, Gregory M, et al. Clinical practice recommendations for the treatment of Alport syndrome: a statement of the Alport

Syndrome Research Collaborative[J]. Pediatr Nephrol, 2013, 28(1): 5-11.

[9] Zhang Y, Wang F, Ding J, et al. Long-term treatment by ACE inhibitors and angiotensin receptor blockers in children with Alport syndrome[J]. Pediatr Nephrol, 2016, 31(1): 67-72.

[10] Kashtan C. Multidisciplinary management of alport syndrome: current perspectives[J]. J Multidiscip Healthc, 2021, 14: 1169-1180.

[11] Zhang H, Ding J, Wang F, et al. Attitudes toward genetic diagnosis and prenatal diagnosis of X-linked Alport syndrome in China[J]. Nephrology(Carlton), 2012, 17(4):398-401.

[12] Zhang H, Ding J, Wang F, et al. Prenatal diagnosis and genetic counseling of a Chinese Alport syndrome kindred[J]. Genet Test, 2008, 12(1): 1-7.

[13] Shi WH, Ye MJ, Chen SC, et al. Case report: preimplantation genetic testing and pregnancy outcomes in women with alport syndrome[J]. Front Genet, 2021, 12: 633003.

第四节　X连锁肾上腺脑白质营养不良

【概述】

X连锁肾上腺脑白质营养不良（X-linked adrenoleukodystrophy, X-ALD; OMIM# 300100）是由 ABCD1（OMIM#300371）基因变异所导致的一种脂代谢异常疾病[1]。主要临床表现为进行性的神经系统异常、精神运动障碍、视力及听力下降和（或）肾上腺皮质功能低下。

【流行病学】

X-ALD是一种罕见的遗传病，男性发病率为 1/21 000 ～ 1/15 500，而男性X-ALD和女性杂合子携带者的共同发病率为 1/17 000，美国新生儿筛查出生患病率约为 1/14 700[2]。

【遗传学】

X-ALD属于X连锁隐性遗传病。ABCD1是目前已知唯一的致病基因，其位于染色体 Xq28，长度为 21kb，由 10 个外显子组成，编码由 745 个氨基酸组成的 ATP-结合盒（adenosine triphosphate-binding cassette, ABC）超家族中D亚家族的肾上腺脑白质营养不良蛋白（adrenoleukodystrophy protein, ALDP）。据 X-ALD 数据库（http://www.x-ald.nl），至 2024 年初已收录超过 3000 例患者 1100 余种 ABCD1 基因变异，超过 50% 为错义突变，其次是移码变异。

【发病机制】

ABCD1 基因编码的 ALDP 是一种过氧化物酶体跨膜蛋白，参与将极长链脂肪酸（very long chain fatty acid, VLCFA）-辅酶 A（coenzyme A, CoA）合成酶导入或锚定到过氧化物酶体膜中，并可能促进 VLCFA β氧化，以及过氧化物酶体和线粒体之间的相互作用[3]。ABCD1 基因变异导致 ALDP 结构和功能障碍、VLCFA β氧化障碍，在血浆、神经系统、肾上腺中大量沉积，导致进展性的神经精神症状和肾上腺皮质功能减退等[4]。

【临床表现】

根据发病年龄及临床表现，X-ALD 共分为 7 型：儿童脑型、青少年脑型、成人脑型、肾上腺脊髓神经病（adrenomyeloneuropathy, AMN）型、艾迪生型、无症状型和杂合子型，其中占比最高的是儿童脑型和 AMN 型[5]。

1. 儿童脑型　最为常见，约占所有 X-ALD 患者的 35%，多于 5 ～ 12 岁发病，初期表现为注意力不集中、记忆力减退、学习困难、步态不稳、行为异常等，逐渐出现视力和（或）听力下降、构音障碍、共济失调、瘫痪、癫痫发作、痴呆等症状，呈进展性，最终完全瘫痪，失明或耳聋，可有惊厥，甚至出现惊厥持续状态。有的可维持去大脑强直状态数年，有的出现中枢性呼吸衰竭、脑疝、感染等而死亡。多数在首次出现神经系统症状时已有肾上腺皮质功能受损。

2. 青少年脑型　10 ～ 21 岁起病，临床表现类似于儿童脑型，但进展缓慢。占所有 X-ALD 患者的 4% ～ 7%。

3. 成人脑型　于 21 岁以后起病，脑内迅速进展，炎症反应性脱髓鞘类似儿童脑型，无 AMN 表现。占所有 X-ALD 患者的 2% ～ 4%。

4. AMN 型　常于 20 ～ 40 岁发病，病变主要累及脊髓白质，周围神经受累较轻，不伴炎症性损伤。表现为进行性的下肢痉挛性瘫痪、括约肌和性功能障碍等，瘫痪进展缓慢，可伴有周围神经损害，有肾上腺皮质功能不全表现，并可见原发性性腺发育不全伴睾酮减低，可继发脑部损害而出现不同程度的认知和行为异常，AMN 型进展较慢，无多发性硬化的缓解和复发的特点，约占 X-ALD 的 27%。

5. 艾迪生型　发病年龄为 2 岁至成年，表现为原发肾上腺皮质功能不全，临床可见皮肤发黑、嗜盐、多汗、疲乏无力，经常呕吐、腹泻、晕厥等。占 X-ALD 患者的 10% ～ 14%。

6. 无症状型　指通过检查发现血 VLCFA 升高或 ABCD1 基因变异而没有临床症状的患者。

7. 杂合子型　女性杂合子患者中 20% ～ 30% 可有轻微的神经系统症状，60 岁后，65% 的杂合子患者会出现 AMN 临床表现，多表现为类似 AMN 的痉挛性截瘫，但症状较轻，很少出现脑部症状、周围神经病及肾上腺皮质功能减退。

【辅助检查】

1. 原发性肾上腺皮质功能减退症　血浆促肾上腺皮质激素升高 2 倍以上，血皮质醇、24 小时尿皮质醇、24 小时尿 17- 羟皮质醇水平下降。肾上腺 CT 检查，除外肾上腺结核或自身免疫所致的肾上腺皮质功能减退症。

2. VLCFA 测定　VLCFA 增高是诊断该病的主要生化指标，见于几乎所有男性患者及 85% 的女性携带者。VLCFA 升高水平与病情的严重程度无关。检测羊膜细胞和绒毛膜细胞中的 VLCFA，可用于产前诊断。

3. 基因检测　X-ALD 患者 ABCD1 基因均存在变异。基因检测可为无症状型和女性杂合子携带者提供可靠的遗传学诊断。

4. 影像学表现　头颅MRI能发现 X-ALD 不同时期的病变表现，为早期诊断提供可靠依据。其特征性的影像学改变是双侧顶枕区白质内对称分布的蝴蝶状长 T_1、T_2 信号，增强检查可见病灶周围呈镶边样强化；如果病变进一步进展，病灶累及范围可由脑组织后部向前部扩展。

5. 病理检查　脑组织、肾上腺、周围神经、直肠黏膜等部位的病理活检，若细胞内含有板层状结构的胞质包涵体，可确诊该病。

【诊断和鉴别诊断】

1. 诊断　如果患者同时存在中枢或周围神经系统病变和肾上腺皮质功能减退症，高度提示 X-ALD 诊断。头部 MRI 出现特征性的脱髓鞘病变可进一步支持此诊断。VLCFA 水平升高和 ABCD1 基因变异有助于确诊。

2. 鉴别诊断　见表 4-1。

【治疗】

1. 对症治疗　该病尚无特异性治疗方法，目前以对症治疗为主，肾上腺皮质功能低下，可予氢化可的松替代治疗，若存在低钠血症，还需加用氟氢可的松治疗。罗伦佐油与低脂饮食相结合，可控制大多数患者的血浆 VLCFA 水平[6]，但不建议 1 岁以下儿童服用，因其可能影响神经发育。

表 4-1 X-ALD 与其他疾病的鉴别诊断

鉴别疾病	遗传类型	致病基因	相似的临床表现	差异性临床表现
新生儿肾上腺脑白质营养不良	常染色体隐性遗传	PEX1、PEX2、PEX3 等	与 X-ALD 高度重合	新生儿期起病
3A 综合征	常染色体隐性遗传	AAAS	肾上腺皮质功能不全、周围神经病变、小脑性共济失调、轻度智力障碍	贲门失弛缓症、无泪症
复合型甘油酸激酶缺乏症	X 连锁隐性遗传	GKD、DAX1、DMD、IL1RAPL1 等	肾上腺皮质功能不全、智力障碍	高三酰甘油血症、进行性假肥大性肌营养不良

2. 异基因造血干细胞移植　异基因造血干细胞移植是目前治疗早期儿童脑型 X-ALD 的有效方法，但最终疗效受移植是否成功及移植后并发症的影响。已有的临床研究证实，早期患者的疗效较进展期患者为佳。但目前接受该治疗的患者例数较少，异基因造血干细胞移植的疗效尚需更长时间的观察。

3. 基因治疗　Skysona 是目前唯一的欧盟及 FDA 批准上市药物，用于治疗年龄在 4～17 岁的 ABCD1 基因变异早期脑型 X-ALD 男性患者，Ⅱ / Ⅲ 期临床试验在 5 年随访期内显示出较稳定且持久的疗效[7]。

【遗传咨询】

X-ALD 的男性患病率远高于女性。对于男性先证者，其母亲应进行基因检测，若母亲为携带者，所有子女应行基因检测。对于女性先证者，父母均应检测。

该病遗传方式为 X 连锁隐性遗传。男性患者后代中，女性均为携带者，男性均正常。女性携带者生育男性患者或女性携带者的概率为 50%。

【预防】

该病尚无有效预防措施，建议患者父母再生育前进行详细的产前诊断。

（吴文涌　陈瑞敏）

【参考文献】

[1] Engelen M, van Ballegoij WJC, Mallack EJ, et al. International recommendations for the diagnosis and management of patients with adrenoleukodystrophy: a consensus-based approach[J]. Neurology, 2022, 99(21): 940-951.

[2] Moser AB, Jones RO, Hubbard WC, et al. Newborn screening for X-linked adrenoleukodystrophy[J]. Int J Neonatal Screen, 2016, 2(4): 15.

[3] Engelen M, Kemp S, Poll-The BT. X-linked adrenoleukodystrophy: pathogenesis and treatment[J]. Curr Neurol Neurosci Rep, 2014, 14(10): 486.

[4] Moser HW, Raymond GV, Dubey P. Adrenoleukodystrophy: new approaches to a neurodegenerative disease[J]. JAMA, 2005, 294(24): 3131-3134.

[5] Moser HW, Loes DJ, Melhem ER, et al. X-Linked adrenoleukodystrophy: overview and prognosis as a function of age and brain magnetic resonance imaging abnormality. A study involving 372 patients[J]. Neuropediatrics, 2000, 31(5): 227-239.

[6] Moser HW, Raymond GV, Lu SE, et al. Follow-up of 89 asymptomatic patients with adrenoleukodystrophy treated with lorenzo's oil[J]. Arch Neurol, 2005, 62(7): 1073-1080.

[7] Gupta AO, Raymond G, Pierpont EI, et al. Treatment of cerebral adrenoleukodystrophy: allogeneic transplantation and lentiviral gene therapy[J]. Expert Opin Biol Ther, 2022, 22(9): 1151-1162.

第五节　芳香族 *L*- 氨基酸脱羧酶缺乏症

【概述】

芳香族 *L*- 氨基酸脱羧酶缺乏症（aromatic L-amino acid decarboxylase deficiency，AADCD；OMIM #608643）是一种罕见的常染色体隐性遗传神经代谢性疾病[1]，由位于染色体 7p12.2-p12.1 上编码 AADC 酶（芳香族 *L*- 氨基酸脱羧酶）的多巴脱羧酶（DDC）基因的双等位基因突变所致[2]。AADCD 于 1990 年由 Hyland 和 Clayton 首次发现[3, 4]。AADCD 以血清素、多巴胺、去甲肾上腺素和肾上腺素的生物合成严重受损为特征，临床典型性表现包括肌张力减退、运动功能减退、动眼危象、发育迟缓和自主神经功能障碍[5]。

【流行病学】

AADCD 的全球患病率尚不清楚，迄今为止，文献已报道 261 例病例，亚洲人群中的患病率相对高[5]。在中国台湾开展的一项新生儿筛查试点项目显示，AADCD 的出生发病率约为 1：32 000[6]，而在美国、欧洲和日本，AADCD 的出生发病率分别约为 1：90 000、1：118 000 和 1：182 000[7]。在不明原因的神经功能缺损的高危人群中，患病率高达 1：900[8]。

【遗传学】

AADCD 属于常染色体隐性遗传病。目前为止，已发现超过 50 种致病变异[9]，中国 AADCD 最常见的基因变异为剪接位点变异（IVS6+4A > T 或 c.714+4A > T），其次是 c.1234C > T 变异[10]。在中国台湾的一项 AADCD 研究中，c.714+4A > T（IVS6+4A > T）变异占所有 DDC 突变的 76%[11]，该变异体导致第 6 内含子的 37 个核苷酸插入到 DDC 基因的 mRNA 中，这种与严重疾病表型相关的变异体仍允许合成少量正常剪接产物[12]。

【发病机制】

多巴脱羧酶或芳香族氨基酸脱羧酶（DDC 或 AADC）（E.C.4.1.1.28）是一种同二聚体 5′- 磷酸吡哆醛（PLP）酶，负责生成多巴胺和 5- 羟色胺。AADC 将 L-3, 4- 二羟基苯丙氨酸（左旋多巴）转化为多巴胺，5- 羟色氨酸转化为 5- 羟色胺。而多巴胺是肾上腺素和去甲肾上腺素生物合成的前体[13]，AADC 缺失会导致多巴胺、5- 羟色胺、肾上腺素和去甲肾上腺素的合成受阻，导致神经精神症状，如肌张力改变或智力障碍[14]。

【临床表现】

AADCD 通常在出生后 6～12 个月发病，根据临床严重程度，分为轻度（发育里程碑轻度延迟、无帮助下行走、轻度智力障碍）、重度（无发育里程碑或发育里程碑非常受限，完全依赖）和中度（介于轻度和重度之间）[15]。临床表现包括神经系统和非神经系统症状，常见临床症状如下（图 4-1）。

1. *肌张力低下*　AADCD 患者的主要临床表现。

2. *发育迟缓*　运动发育、认知发育及语言发育迟缓。

3. *运动障碍*　包括动眼危象、运动功能减退、肌张力障碍等，动眼危象是一种发作性两眼向上或向一侧窜动的不自主眼肌痉挛动作，呈间歇性或持续性发作，可伴有肌张力障碍或面部和身体的其他不自主运动，发作通常持续数小时，每周发生数次，是 AADCD 的主要特征之一[14]。

4. *自主神经功能障碍*　约 50% 患儿伴有出汗过多、鼻塞、唾液分泌过多、体温不稳定、上睑下垂等自主神经功能障碍症状[1]。

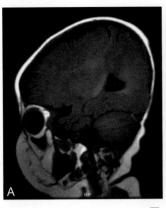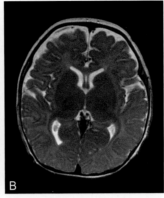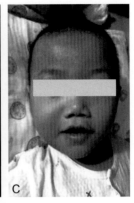

图 4-1　AADCD 患儿及头颅 MRI 结果

A、B. 头颅 MRI 检查提示两侧额颞部脑外间隙对称性稍增宽；C. 1 岁 10 个月患儿，肌张力低，运动、语言发育落后

5. 其他　患者还可出现胃肠道症状，如胃食管反流、腹泻和便秘；以及癫痫、睡眠障碍、情绪异常等。其中，睡眠障碍、情绪障碍较常见，约 40% 的患者可出现嗜睡或者失眠等睡眠障碍，30% 左右的患者表现出易怒、烦躁、孤独症样症状。

【病例概况】

患儿，男，5 月龄，因"抬头不稳"就诊，患儿系妊娠 36⁺⁶ 周剖宫产出生，出生体重 Apgar 评分 7 分 -10 分 -10 分，出生后因"低血糖"住院治疗，出生后 6 天好转出院。此后喂养正常，无低血糖发作，至今抬头不稳，逗笑反应差。体格检查：身长 66cm，体重 7.7kg，竖头不稳，追视差，双眼无明显震颤，心肺查体未见异常，四肢肌张力稍高。头颅 MRI 检查可见两侧额颞部脑外间隙对称性稍增宽。行全外显子测序分析提示：DDC 基因 c.272 C > T p. (Ala91Val)，c.304 G > A p. (Gly102Ser)，分别来源于父母。确诊后家长未予以治疗，随访至 1 岁 10 个月，运动发育落后，仍抬头不稳、不能独坐、不能独走、不会说话。

【实验室检查】

实验室检查可分为介入性手段和非介入性手段、筛查试验和确诊试验[15]。

1. 脑脊液（CSF）神经递质分析　AADCD 患者脑脊液异常特征是生化产物减少，即高香草酸（HVA）和 5- 羟基吲哚乙酸（5-HIAA）水平降低；生化前体增加，即左旋多巴（L-dopa）、5- 羟色氨酸（5-HTP）和 3-O-甲基多巴（3-OMD）水平升高[5]。

2. 血浆 AADC 酶活性测定　使用左旋多巴和 5- 羟色氨酸作为底物测定血浆中 AADC 酶的活性，AADCD 患者酶的活性明显降低。

3. 检测干血片中 3-OMD 水平　3-OMD 在 AADCD 患者中表达升高，可用于新生儿筛查及疾病的早期诊断。

4. 尿有机酸检测　若 AADCD 患者尿香草酸水平升高，可以考虑 AADCD，然而正常水平并不能排除诊断，可作为一种辅助诊疗手段。

5. 基因检测　检测 DDC 基因中的致病性纯合子或复合杂合子变异可从遗传学层面诊断 AADCD，在绝大多数患者中，AADCD 可以通过基因检测确诊。

【诊断】

脑脊液神经递质分析、血浆 AADC 酶活性测定、基因检测是 AADCD 的 3 种核心手段，为了诊断 AADCD，应行基因检测，并且满足至少 2/3 的核心检测结果为阳性[15]。

【治疗】

1. 靶向治疗[15, 16] 一线治疗药物：多巴胺受体激动剂，如普拉克索、培高利特、罗替戈汀、溴隐亭等，该类药可直接激活突触后多巴胺受体，改善头部控制、肌张力减退、动眼危象、自主神经障碍等症状[17]；单胺氧化酶抑制剂，如司来吉兰或反苯环丙胺，可防止多巴胺和血清素的分解；维生素 B_6（吡哆醇、磷酸吡哆醛），磷酸吡哆醛（PLP）是吡哆醇的活性形式，也是 AADC 的辅助因子，维生素 B_6 治疗可以增加残留 AADC 的活性。

2. 对症治疗[15, 18] 抗胆碱药物，如苯海索、苯扎托品、比哌立登等，可用于改善自主神经功能障碍症状、肌张力障碍和动眼危象；褪黑素可治疗睡眠障碍，苯二氮䓬类药物可改善运动障碍。

3. 基因治疗 通过将包含巨细胞病毒（CMV）启动子的人 AADC 基因插入Ⅱ型腺相关病毒（AAV）载体中制备治疗载体（AAV-hAADC-2），然后定向将载体注射到大脑双侧壳核中，恢复壳核中多巴胺的合成[19]。经基因治疗，患者的肌动力障碍、动眼危象及自主神经功能障碍、睡眠障碍等症状得到缓解，运动功能、认知、社交和语言发展也有了显著的改善，且中度 AADCD 患者改善效果更好[20]。

【遗传咨询】

AADCD 以常染色体隐性遗传方式遗传。如果已知父母双方都是 DDC 基因致病变异的杂合子，则生育时后代有 25% 的概率受到影响，50% 的概率是无症状携带者，25% 的概率不受影响且不是携带者。如果在受影响的家庭成员中发现了两种 DDC 基因致病变异，建议对高危亲属进行分子遗传携带者检测及遗传咨询，必要时进行产前和胚胎植入前基因检测[18]。

【预防】

该病目前尚无有效的预防措施，若家族中有先证者，建议其双亲再次妊娠时行产前诊断。

（赵 锦 魏贤达 范 歆）

【参考文献】

[1] Fusco C, Leuzzi V, Striano P, et al. Aromatic L-amino Acid Decarboxylase (AADC) deficiency: results from an Italian modified Delphi consensus[J]. Ital J Pediatr, 2021, 47: 13.

[2] Himmelreich N, Montioli R, Bertoldi M, et al. Aromatic amino acid decarboxylase deficiency: molecular and metabolic basis and therapeutic outlook[J].Mol Genet Metab, 2019, 127(1): 12-22.

[3] Hyland K,Clayton PT. Aromatic amino acid decarboxylase deficiency in twins[J].J Inherit Metab Dis, 1990, 13(3): 301-304.

[4] Hyland K, Surtees RA, Rodeck C,et al. Aromatic L-amino acid decarboxylase deficiency: clinical features, diagnosis, and treatment of a new inborn error of neurotransmitter amine synthesis[J]. Neurology, 1992, 42(10): 1980-1988.

[5] Rizzi S, Spagnoli C, Frattini D, et al. Clinical features in aromatic L-amino acid decarboxylase (AADC) deficiency: a systematic review[J]. Behav Neurol, 2022, 2022: 2210555.

[6] Chien YH, Chen PW, Lee NC, et al. 3-O-methyldopa levels in newborns: result of newborn screening for aromatic l-amino-acid decarboxylase deficiency[J]. Mol Genet Metab, 2016, 118(4): 259-263.

[7] Whitehead N, Schu M, Erickson SW, et al. Estimated prevalence of aromatic l-amino acid decarboxylase (AADC) deficiency in the United States, European Union, and Japan [poster], Annual Congress of the European Society for gene and Cell Therapy. Lausanne, 2018.

[8] Hyland K,Reott M. Prevalence of aromatic

l-amino acid decarboxylase deficiency in at-risk populations[J]. Pediatr Neurol, 2020, 106: 38-42.

[9] Blau N. PNDdb: locus-specific database of gene variants causing BH4 deficiencies and other PND (formerly BIOMDB) 2016.

[10] Dai W, Lu D, Gu X, et al. Aromatic L-amino acid decarboxylase deficiency in 17Mainland China patients: clinical phenotype, molecular spectrum, and therapy overview[J]. Mol Genet Genomic Med, 2020, 8(3):e1143.

[11] Hwu WL, Chien YH, Lee NC, et al. Natural history of aromatic L-amino acid decarboxylase deficiency in taiwan[J]. JIMD Rep, 2018, 40: 1-6.

[12] Tai CH, Lee NC, Chien YH, et al. Long-term efficacy and safety of eladocagene exuparvovec in patients with AADC deficiency[J]. Mol Ther, 2022, 30(2): 509-518.

[13] Hwu WL, Hsu RH, Li MH, et al.Aromatic l-amino acid decarboxylase deficiency in taiwan[J]. JIMD Rep, 2023, 64(5): 387-392.

[14] Pearson TS, Gupta N, San Sebastian W, et al. Gene therapy for aromatic L-amino acid decarboxylase deficiency by MR-guided direct delivery of AAV2-AADC to midbrain dopaminergic neurons[J].Nat Commun, 2021, 12(1):4251.

[15] Wassenberg T, Molero-Luis M, Jeltsch K, et al. Consensus guideline for the diagnosis and treatment of aromatic l-amino acid decarboxylase (AADC) deficiency[J].Orphanet J Rare Dis, 2017, 12(1):12.

[16] Abukhaled M, Al Muqbil M, Ali Alghamdi M, et al. Aromatic L-amino acid decarboxylase deficiency in countries in the Middle East: a case series and literature review[J]. Eur J Pediatr, 2023, 182(6): 2535-2545.

[17] Swoboda KJ, Saul JP, McKenna CE, et al. Aromatic L-amino acid decarboxylase deficiency: overview of clinical features and outcomes[J].Ann Neurol, 2003, 54(Suppl 6): S49-S55.

[18] Blau N, Pearson TS, Kurian M A, et al. "Aromatic L-Amino Acid Decarboxylase Deficiency." GeneReviews®, edited by Margaret P Adam et al., University of Washington, Seattle, 2023.

[19] Hwu WL,Muramatsu S,Tseng SH, et al. Gene therapy for aromatic l-amino acid decarboxylase deficiency[J]. Sci Transl Med, 2012, 4(134):134ra61.

[20] Kojima K, Nakajima T, Taga N, et al. Gene therapy improves motor and mental function of aromatic l-amino acid decarboxylase deficiency[J]. Brain, 2019, 142(2): 322-333.

第六节　戈　谢　病

【概述】

戈谢病（Gaucher disease，GD；OMIM# 230800）是一种罕见的常染色体隐性遗传性疾病。该病是由葡萄糖脑苷脂酶（glubocere-brosidase，GBA）基因变异导致溶酶体内 GBA 活性降低，从儿童到成人均可发病。根据是否累及神经系统和疾病进展速度，GD 分为非神经病变型（Ⅰ型）、急性神经病变型（Ⅱ型）、慢性或亚急性神经病变型（Ⅲ型）及少见亚型（围生期致死型、心血管型等）。

【流行病学】

GD 发病率具有明显的种族差异性。一般人群中该病发病率约为 1.5/10 万，阿什肯纳兹犹太人风险高达 1/450 ～ 1/350[1]。北美发病率高于欧洲和亚太地区。我国于 1948 年首次报道该病，但目前尚缺乏完善的流行病学数据。新生儿筛查研究显示我国华东地区和台湾地区的 GD 发病率分别约为 1/80 855 和 1/10 313[2]。

【遗传学】

GD 的主要致病基因为 *GBA* 基因。*GBA* 基因位于人类染色体 1q21，全长跨度约 7.6kb，包含 11 个外显子，编码 497 个氨基酸。*GBA* 基因下游 16 kb 处有一高度同源（96%）的假基因序列 GBAP，因包含多个终止密码子而不能被翻译成有功能的蛋白。目前国际上报道的 GBA 变异 600 余种，以错义突变最常见。大部分变异在各群体中散在分布，但部分常见变异的分布具有群体差异性。在阿什肯纳兹犹太人中，最常见的变异是 c.84dupG、c.115+1G > A、p.Leu483Pro、p.Asn409Ser[1]，中国戈谢病患者 GBA 变异最常见的类型为 c.1448T > C（p.L483P）[3]。

【发病机制】

GD 是溶酶体贮积症中最常见的一种。正常情况下，溶酶体中葡萄糖脑苷脂酶可将葡萄糖脑苷脂分解生成 1 分子葡萄糖和 1 分子神经酰胺。而当 GBA 基因变异时，患者溶酶体内的葡萄糖脑苷脂酶的活性显著降低甚至完全失去活性，上述正常代谢途径被打破，大量底物葡萄糖脑苷脂贮积在多种组织器官的单核巨噬细胞中，如肝、脾、肺、骨骼、骨髓、脑组织，形成典型的"戈谢细胞"，从而造成肝脾大、贫血、血小板减少、骨骼损伤和生长发育落后等症状[4]。

【临床表现】

GD 临床表现差异很大，病情严重程度不一，可以终身无症状，也可以很早就出现典型的临床症状[2, 5]。

（1）Ⅰ型（非神经病变型）：最常见（约占 94%）。70% ～ 100% 的 Ⅰ型 GD 患者出现骨病的临床或放射学表现，通常无原发性中枢神经系统受累表现，但可出现继发于骨病的神经系统表现（脊髓或神经根压迫），少部分患者可出现周围神经病变。其他表现：①肝脾大，以脾大为主，常伴脾功能亢进。②血液学，面色苍白、疲乏无力、鼻出血、牙龈出血和皮肤瘀斑等。③生长发育迟缓，2/3 以上的患者存在身高增长缓慢，40% 左右体重偏轻。未经治疗的青少年患者青春期明显延迟。④肺部表现，间质性肺疾病、肺叶实变及肺动脉高压等。⑤免疫异常，儿童或成人可能患有多克隆丙种球蛋白病，部分还可出现免疫细胞改变，如外周血 NKT 淋巴细胞增加。⑥代谢异常，如高静息能量消耗和低循环脂联素和胰岛素。⑦心理问题，如抑郁情绪。

（2）Ⅱ型 / Ⅲ型（神经病变型）：Ⅱ型 GD 患者通常在产前或围生期或出生后的几个月有全身性和神经表现，并在婴儿期死亡。Ⅲ型 GD 患者早期表现出与 Ⅰ型 GD 患者类似的躯体体征和症状，但随着时间的推移，会出现神经系统症状，如认知障碍、肌阵挛、共济失调、角弓反张、癫痫，伴发育迟缓、智力落后。

（3）围生期致死型：发生在不到 5% 的患者中，并且与 3 个月之前甚至在子宫内的死亡有关。胎儿 / 新生儿可能出现广泛的皮肤肿胀，导致心脏、皮肤或肺部积液。其他症状包括颅内出血、皮肤脱屑，以及先天性多发性关节弯曲。

（4）心血管型：主要表现为二尖瓣和主动脉瓣钙化，其他症状包括轻度脾大、角膜混浊和核上性眼肌瘫痪。

GD 的基因型与表型的相关性十分复杂。研究表明，部分基因型与临床表型谱有一定的相关性，对判断疾病的分型和预后具有一定的指导作用。例如，p.Asn409Ser 或 p.Arg535His 纯合变异与较温和的表型相关，p.Leu483Pro 纯合变异通常伴有神经系统并发症（即Ⅱ型 / Ⅲ型）。

【辅助检查】

GD 患者需要进行以下检查。

1. GBA 活性检测　为 GD 诊断的金标准[6, 7]。当其外周血白细胞或皮肤成纤维细胞中葡萄糖脑苷脂酶活性降低至正常值 30% 以下时，即可确诊 GD。残留酶活性与疾病严重程度无关。

2. 基因检测　GBA 基因检测是诊断 GD

的方法之一，并用于携带者检测、家系验证和产前诊断。基因诊断并不能代替酶活性测定，但可作为诊断的补充依据并明确对杂合子的诊断。

3. 骨髓形态学检查 大多数 GD 患者骨髓形态学检查能发现特征性细胞即戈谢细胞，但该检查存在假阴性及假阳性的情况。

4. 生物标志物 壳三糖酶和葡萄糖鞘氨醇（glucosylsphingosine，Lyso-GL-1）是戈谢病的重要生物标志物。

5. 影像学检查 评估骨骼改变可使用 MRI 和（或）DXA；头颅 MRI 是 GD 原发性神经受累的初步评估的一部分。

6. 其他检查 评估眼球运动的神经眼科检查、外周听力测试、脑成像、脑电图、间质性肺疾病的定期肺部评估和神经心理评估。此外，建议定期做胸部 X 线和超声心动图检查，用以评估钙化。血常规、血生化检查通常表现为血红蛋白降低、血小板减少、血脂异常（血胆固醇降低、高密度脂蛋白和载脂蛋白 A 降低）及血清铁蛋白升高等。

【诊断和鉴别诊断】

1. 诊断 GD 临床表现多样，误诊、漏诊率较高。对于临床上出现不明原因的脾大、肝大、贫血、血小板减少、骨痛和神经系统症状等，需考虑 GD。诊断需结合实验室检查等综合判断。疑似患者应尽早行 GBA 活性检测和 *GBA* 基因分析。

2. 鉴别诊断 该病需与其他引起肝脾大的疾病鉴别：其他贮积病（尼曼 - 皮克病）、炎症疾病（类风湿关节炎）、血液系统疾病（白血病、淋巴瘤等），骨病表现须与佝偻病、维生素 D 缺乏等相鉴别，见表 4-2。

【治疗】

GD 的治疗主要包括特异性治疗与非特异性治疗，总体目标是实现没有 GD 相关疾病的正常预期寿命。

1. 特异性治疗 主要包括酶替代治疗（enzyme replacement therapy，ERT）、造血干细胞移植（hematopoietic stem cell transplantation，HSCT）、底物减少疗法（substrate reduction therapy，SRT）[8]。其中，ERT 可特异性地补充患者体内缺乏的酶，减少葡萄糖脑苷脂在体内的贮积，为 GD 的标准治疗方案，也是目前儿科人群中唯一获得批准的治疗方法。目前仅推荐 ERT 用于 I 型和 III 型 GD 患者，II 型 GD 患者 ERT 治疗效果差。美国 FDA 批准的 3 种 ERT 药物包括伊米苷酶（Cerezyme）、维拉苷酶 α（VPRIV）和塔利苷酶（Elelyso）。其中伊米苷酶于 2009 年在中国上市，治疗 I 型 GD，并于 2017 年获批用于 III 型 GD。伊米苷酶治疗的剂量需根据患者疾病的严重程度、病情进展及合并症的发生等综合评估确定。高风险患者的推荐初始剂量为 60U/kg，低风险患者的初始剂量为 30 ～ 45U/kg，均为每 2 周

表 4-2　GD 与其他疾病的鉴别诊断

鉴别疾病	遗传类型	致病基因	相似的临床表现	差异性临床表现
尼曼 - 皮克病	常染色体隐性遗传	*NPC1/NPC2*	肝脾大、胎儿水肿、神经精神症状	皮肤呈蜡黄色，骨髓检查可见尼曼 - 皮克细胞，眼底检查可见樱桃红斑
Hurler 综合征	常染色体隐性遗传	*IDUA*	肝脾大、骨骼异常、神经系统受累	面容粗糙、腹股沟或脐疝、舌大、角膜混浊
Tay-Sachs 病	常染色体隐性遗传	*HEXA*	肝脾大、神经精神症状	小脑萎缩、倦怠、衰弱、惊吓反应过度、眼底黄斑樱桃红斑

1 次静脉滴注。达到治疗目标后，对病情稳定者可酌情减少伊米苷酶剂量进行维持治疗。

（1）SRT：减少葡萄糖脑苷脂的合成。FDA 和欧洲已批准 Miglustat 作为 GD 的二线治疗选择，仅用于不能耐受 ERT 的轻度至中度 I 型成年 GD 患者。

（2）HSCT：在很大程度上已被 ERT 或 SRT 所取代。但患有慢性神经病变和进行性疾病的 GD 可能是 HSCT 或多模式方法（即联合 ERT 和 HSCT 或 SRT）的候选者。

2. 非特异性治疗

（1）脾切除术：大范围脾大、严重梗死和持续严重血小板减少且出血风险高的人适合部分或全脾切除术。

（2）骨病治疗：骨支持治疗，补液支持、镇痛和激素治疗。对于骨质疏松症患者，可用阿仑膦酸钠和其他双膦酸盐治疗。

（3）分子伴侣疗法：氨溴索或组蛋白脱乙酰酶抑制剂可增加葡萄糖脑苷酶的数量和活性。

（4）基因治疗：目前仍在动物实验和体外试验阶段。

（5）其他对症治疗：补充钙和维生素 D 可能有益于骨密度低的 GD 患者；对于严重贫血和出血者，给予输血治疗。

【遗传咨询】

对于父母一方或双方均有 GBA 基因变异，家族成员有 GD 病史的高危人群，在妊娠前须告知其后代患戈谢病的概率（若双方均为杂合子，后代有 25% 的概率患 GD，若一方为 GD 患者，另一方为杂合子，则后代患 GD 概率为 50%），计划妊娠前可取高危孕妇绒毛组织或羊水细胞经酶活性测定做产前诊断。

【预后】

据报道，I 型 GD 患者的平均预期寿命比普通人群减少约 10 年，II 型 GD 患者存活通常不会超过 2 岁，而患有 III 型 GD 的儿童疾病进展较慢，通常可存活到成年。

（艾转转　陈瑞敏）

【参考文献】

[1] Castillon G,Chang SC, Moride Y.Global incidence and prevalence of gaucher disease: a targeted literature review[J]. J Clin Med, 2022, 12(1): 85.

[2] Collin-Histed T,Rosenberg A, Hopman N,et al. Understanding patient and parent/caregiver perceptions on gene therapy in Gaucher disease: an international survey[J]. Orphanet J Rare Dis, 2023, 18(1): 5.

[3] Feng Y, Huang Y, Tang C, et al. Clinical and molecular characteristics of patients with Gaucher disease in Southern China[J]. Blood Cells Mol Dis, 2018, 68: 30-34.

[4] Nalysnyk L, Rotella P, Simeone J C, et al. Gaucher disease epidemiology and natural history: a comprehensive review of the literature[J]. Hematology, 2017, 22(2): 65-73.

[5] 中华医学会儿科学分会内分泌遗传代谢学组，中华医学会儿科学分会血液学组，中华医学会医学遗传学分会，等 . 中国儿童戈谢病诊治专家共识 (2021)[J]. 中华儿科杂志 , 2021, 59(12): 1025-1031.

[6] Dardis A, Michelakakis H, Rozenfeld P, et al. Patient centered guidelines for the laboratory diagnosis of Gaucher disease type 1[J].Orphanet J Rare Dis, 2022, 17(1): 442.

[7] 张惠文，黄永兰，顾学范 . 以干血纸片为载体的酶学检测在戈谢病筛查及诊断中的应用 [J]. 中华儿科杂志 , 2015, 53(7): 552-554.

[8] Weinreb NJ, Goker-Alpan O, Kishnani PS, et al. The diagnosis and management of Gaucher disease in pediatric patients: where do we go from here?[J].Mol Genet Metab, 2022, 136(1): 4-21.

第七节 甲基丙二酸血症

【概述】

甲基丙二酸血症（methylmalonic acidemia, MMA）是一种常染色体隐性遗传病。1967年由 Lindblad[1] 首次描述。根据相应的酶缺陷可分为甲基丙二酰辅酶 A 变位酶缺陷型和维生素 B_{12} 代谢障碍型，亦可根据血同型半胱氨酸是否增高分为单纯型和合并型，主要临床表现包括进食困难、生长发育迟缓、呕吐、抽搐和意识障碍等。

【流行病学】

MMA 全世界发病率为 1/125 000 ~ 1/20 000[2]，目前我国 MMA 发病率约为 1/28 000[3]，但不同地区发病率存在明显差异。

【遗传学】

1. 甲基丙二酰辅酶 A 变位酶缺陷型 又称 MUT 型（OMIM#251000），根据酶活性是否完全缺乏分为 MUT^0 型和 MUT^- 型两种亚型，由 MMUT 基因变异导致。MMUT 基因定位于 6p12.3，全长约 32kb，包含 13 个外显子，编码由 750 个氨基酸组成的甲基丙二酰辅酶 A 变位酶（MCM）。目前已报道 523 个致病变异，大部分为错义突变。国内最常见变异为 p.244Lfs*39，其次为 p.R369H（6.56%）、p.R108H（6.42%）和 p.L305S（4.61%）[4]。

2. 维生素 B_{12} 代谢障碍型 又称 cbl 型，根据维生素 B_{12} 代谢途径和酶缺乏不同分为 cblA、cblB、cblC、cblD、cblF、cblJ、cblX 等亚型，cblA 型（OMIM#251100）的致病基因是 MMAA，定位于 4q31.21，参与腺苷钴胺素的合成。cblB 型（OMIM#251110）的致病基因是 MMAB，定位于 12q24.11，编码丙氨酸腺苷转移酶。cblC 型（OMIM#277400）的致病基因是 MMACHC，定位于 1p34.1，其编码蛋白可能参与维生素 B_{12} 的胞内运输，p.W209X 为最常见变异[5]，该型也是国内

最常见的 MMA。cblD 型（OMIM#277410）的致病基因是 MMADHC，定位于 2q23.2，其编码蛋白参与维生素 B_{12} 代谢的早期步骤。cblF 型（OMIM#277380）的致病基因是 LMBRD1，定位于 6q13，编码 LMBRD1 蛋白。cblJ（OMIM#614857）型的致病基因是 ABCD4，定位于 14q24.3，其编码蛋白参与溶酶体释放维生素 B_{12} 进入细胞质。cblX（OMIM#309541）型的致病基因是 HCFC1，定位于 Xq28，其编码蛋白参与 MMACHC 的转录激活。

【发病机制】

甲基丙二酸是异亮氨酸、蛋氨酸、缬氨酸、苏氨酸、胸腺嘧啶和奇数碳脂肪酸等代谢过程中的产物。甲基丙二酸血症的病因是甲基丙二酰辅酶 A 变位酶或辅酶钴胺素代谢缺陷，导致甲基丙二酸无法正常转变为琥珀酸，从而造成甲基丙二酸、甲基枸橼酸及丙酸等代谢产物异常蓄积[6]，造成神经、消化和泌尿等多系统损伤。

【临床表现】

不同年龄段发病 MMA 的临床表现各不相同，常无特异性，主要表现如下。

1. 早发型 此类型患者常出现多系统损伤，神经系统受累最为常见。新生儿期发病多表现为嗜睡、进食困难、反复呕吐、吮吸不良、肌张力异常、酮症和高氨血症等症状，临床上经常被误诊为脓毒血症，死亡率和致残率高[7]。儿童期发病多由饥饿、感染、高蛋白饮食等因素诱发，易累及多个器官功能，往往表现为中性粒细胞减少、肌张力障碍、四肢瘫痪、视神经萎缩、胰腺炎、肾小管间质性肾炎和基底节受损等症状，同时伴有生长发育迟缓。另外，对于不明原因的早发肺动脉高压患者，需考虑该病可能，尽快进行代谢筛查和基因检测[8]。

2. 晚发型 通常以神经精神异常起病，具体表现为周围神经和锥体外系病变及精神

行为异常，难以从临床表现进行诊断。此外，部分患者可并发神经性聋、卒中、脊髓亚急性联合变性等症状[9]。

【辅助检查】

1. 一般实验室检查　常规检查缺乏特异性。可出现低血糖、转氨酶升高、高氨血症、三系降低、贫血等，血气分析可见不同程度代谢性酸中毒，尿液检测可见尿酮、尿蛋白阳性。血同型半胱氨酸水平用于区分单纯型和合并型。

2. 血酰基肉碱检测　串联质谱技术可检测出血中丙酰肉碱(C3)增高，游离肉碱(C0)降低，C3/乙酰肉碱（C2）比值增高，C3/C0 比值增高[10]。

3. 尿有机酸分析　利用气相色谱技术可检测出尿甲基丙二酸、甲基枸橼酸的水平明显升高。

4. 酶学检测　检测甲基丙二酰辅酶 A 变位酶是否存在活性，主要用于区分 MUT⁰型和 MUT⁻型两种亚型。

5. MRI　可见大脑皮质萎缩、脑白质异常或双侧基底节区受损。

6. 基因检测　可通过二代测序基因检测技术检测 MMACHC、MMUT、MMAA、MMAB、MCEE、MMADHC 基因。所有临床可疑患者、质谱检测疑似或诊断的患者及其父母均需进行基因检测。

【诊断和鉴别诊断】

1. 诊断　MMA 的诊断主要依靠临床表现及辅助检查，基因检测发现致病变异可确诊。若临床发现血同型半胱氨酸浓度同时增高，则高度提示合并型 MMA。

2. 鉴别诊断　MMA 与其他疾病的鉴别诊断见表 4-3。

表 4-3　MMA 与其他疾病的鉴别诊断

疾病	遗传类型	致病基因	相似的临床表现	差异性临床表现
丙酸血症	AR	PCCA PCCB	高酮症性低血糖、代谢性酸中毒、高氨血症、血丙酰肉碱升高	尿 3-羟基丙酸及甲基枸橼酸水平增高，尿甲基丙二酸水平正常
甲基丙二酸半醛脱氢酶缺乏症	AR	ALDH6A1	血或尿甲基丙二酸升高	尿 3-羟基异丁酸、3-羟基丙酸、β-丙氨酸升高，血 3-氨基异丁酸、β-丙氨酸或一过性甲基丙二酸升高，严重的脑髓鞘发育不良
Imerslund-Grasbeck 综合征	AR	AMN	肌张力异常、生长发育迟缓	巨幼红细胞性贫血，持续性蛋白尿，反复感染，血维生素 B₁₂ 水平降低
ZBTB11 相关智力发育障碍	AR	ZBTB11	血或尿丙酸和甲基丙二酸升高	白内障，甲基丙二酸的排泄量通常高于丙酸的排泄量（甲基丙二酸/丙酸＞5）
丙二酸血症	AR	MLYCD	高酮症性低血糖、代谢性酸中毒、尿甲基丙二酸及二酸升高	心肌病，血特异性酰基肉碱含量升高，尿丙二酸水平与甲基丙二酸水平相比显著升高
继发性丙二酸血症	-	-	同丙二酸血症	血维生素 B₁₂ 和叶酸降低

注：AR. 常染色体隐性遗传

【治疗】

1.急性期治疗　以补液、纠正酸中毒为主，应同时限制蛋白质摄入，注意热量供给。可静脉滴注或口服左旋肉碱及肌内注射维生素 B_{12} 以稳定病情。必要时需行腹膜透析或血液透析去除毒性代谢物，以缓解持续性高氨血症和代谢性酸中毒。

（1）饮食治疗：对于单纯型 MMA 患者，给予经口或鼻饲不含异亮氨酸、蛋氨酸、缬氨酸、苏氨酸的特殊配方营养粉。合并型 MMA 患者对天然蛋白质一般无特殊限制。此外，当处于急性失代偿期且血氨 > 300μmol/L 时，需停止服用特殊配方营养粉，仅经口给予葡萄糖、麦芽糊精、中链脂肪酸，以补充能量[11-13]。值得注意的是，长时间完全限制蛋白质会进一步造成氨及有机酸的形成，需要在 24 小时后逐渐开始摄入蛋白质，能量摄入需超过正常生理需要的 20% ～ 25%[11-13]。

（2）液体治疗：对于可能不耐受肠内营养的患者，需静脉滴注葡萄糖和电解质溶液，以维持水、电解质、酸碱平衡及能量支持，可同时静脉滴注胰岛素以维持血糖平衡。可静脉滴注脂肪乳并检测三酰甘油水平，预防胰腺炎的出现。此外，在纠正酸中毒的同时，应注意监测患者血钾，以防出现低血钾[11-13]。

（3）药物治疗：主要可分为补充肉碱及降血氨两方面。左旋肉碱可与有机酸结合，从而促进其代谢。急性期应静脉滴注左旋肉碱，待症状缓解后改为分次口服[11-13]。对于血氨 > 100μmol/L 的患者，需给予卡谷氨酸、苯丁酸钠、精氨酸或精氨酸谷氨酸降血氨。

（4）透析治疗：对于血氨 > 500μmol/L 的患者，若在常规处置后血氨无明显下降，或有严重的电解质紊乱、昏迷、脑水肿表现，应考虑血液透析或过滤治疗[11-13]。

2.长期治疗

（1）饮食治疗：应严格限制丙酸前体氨基酸的摄入，服用不含异亮氨酸、缬氨酸、苏氨酸和蛋氨酸的特殊配方奶粉，并少量补充天然蛋白质以满足蛋白质的需求[10, 13]。

（2）药物治疗：维生素 B_{12} 无效型 MMA 患者需口服左旋肉碱以维持血 C0 于正常水平。维生素 B_{12} 有效型 MMA 患者需肌内注射维生素 B_{12}，辅以左卡尼汀等药物以维持尿甲基丙二酸和血 C3 于正常水平[10, 13]。

（3）对症治疗：对于存在肝、肾损伤的患者，给予保肝药物、口服枸橼酸钾等治疗。对于急性失代偿期的重症 MMA 患者，肝移植、肾移植及肝肾移植能够显著提高患者的生存质量。此外，需使用抗癫痫药物治疗合并癫痫患者，可使用叶酸、维生素 B_{12}、铁剂治疗合并贫血患者。

（4）其他治疗：包括基因治疗、神经干细胞移植、肝干细胞治疗，目前仍处于研究及临床试验阶段。

【遗传咨询】

MMA 患者父母均为基因杂合变异携带者，再生育后代的患病概率为25%，50%的概率为基因变异携带者，25%的概率为正常人。当先证者基因诊断明确时，可通过提取羊水细胞或孕妇外周血进行基因检测，达到产前诊断的目的。此外，通过串联质谱技术检测羊水中 C3/C2 水平可作为产前诊断的重要指标[14]。

【预防】

该病为常染色体隐性遗传病，因此预防 MMA 需要避免近亲结婚，进行携带者筛查及产前诊断，避免缺陷儿出生。通过质谱技术，开展新生儿筛查，以改善疾病预后。

（蔡泓艺　陈瑞敏）

【参考文献】

[1]　Lindblad B,Lindblad BS, Olin P,et al.Methyl-

malonic acidemia. A disorder associated with acidosis, hyperglycinemia, and hyperlactatemia[J]. Acta Paediatrica, 1968, 57(5): 417-424.

[2] Yu Y, Shuai R, Liang L, et al. Different mutations in the MMUT gene are associated with the effect of vitamin B12 in a cohort of 266 Chinese patients with mut-type methylmalonic acidemia: a retrospective study[J]. Mol Genet Genomic Med, 2021, 9(11): e1822.

[3] Wang F, Han L, Yang Y, et al. Clinical, biochemical, and molecular analysis of combined methylmalonic acidemia and hyperhomocysteinemia (cblC type) in China[J]. J Inherit Metab Dis, 2010, 33(Suppl 3): S435-S442.

[4] Liang L, Ling S, Yu Y, et al. Evaluation of the clinical, biochemical, genotype and prognosis of mut-type methylmalonic acidemia in 365 Chinese cases[J]. J Med Genet, 2023, 61(1): 8-17.

[5] He R, Zhang H, Kang L, et al. Analysis of 70 patients with hydrocephalus due to cobalamin C deficiency[J]. Neurology, 2020, 95(23): e3129-e3137.

[6] Morath MA, Okun JG, Müller IB, et al. Neurodegeneration and chronic renal failure in methylmalonic aciduria: a pathophysiological approach[J]. J Inherit Metab Dis, 2008, 31(1): 35-43.

[7] Han B, Nie W, Sun M, et al. Clinical presentation, molecular analysis and follow-up of patients with mut methylmalonic acidemia in Shandong Province, China[J]. Pediatr Neonatol, 2020, 61(2): 148-154.

[8] Liao HY, Shi XQ, Li YF. Metabolic and genetic assessments interpret unexplained aggressive pulmonary hypertension induced by methylmalonic acidemia: a case report[J]. World J Clin Cases, 2020, 8(6): 1137-1141.

[9] 肖蓓蕾，袁冬娟，王丽琴，等 . 老年期起病的甲基丙二酸血症一例 [J]. 脑与神经疾病杂志，2020, 28(6): 341-344.

[10] Baumgartner MR, Hörster F, Dionisi-Vici C, et al. Proposed guidelines for the diagnosis and management of methylmalonic and propionic acidemia[J] Orphanet J Rare Dis, 2014, 9: 130.

[11] Zwickler T, Haege G, Riderer A, et al. Metabolic decompensation in methylmalonic aciduria: which biochemical parameters are discriminative?[J]. J Inherit Metab Dis, 2012, 35(5): 797-806.

[12] Aldubayan SH, Rodan LH, Berry GT, et al. Acute illness protocol for organic acidemias: methylmalonic acidemia and propionic acidemia[J]. Pediatr Emerg Care, 2017, 33(2): 142-146.

[13] Fraser JL, Venditti CP. Methylmalonic and propionic acidemias: clinical management update[J]. Curr Opin Pediatr, 2016, 28(6): 682-693.

[14] Ji X, Wang H, Ye J, et al. Prenatal diagnosis of methylmalonic aciduria from amniotic fluid using genetic and biochemical approaches[J]. Prenat Diagn, 2019, 39(11): 993-997.

第八节　戊二酸血症 Ⅱ 型

【概述】

戊二酸血症 Ⅱ 型 （glutaric acidemia Ⅱ，GA2；OMIM#231680），也称为多酰基辅酶 A 脱氢酶缺乏症 （multiple Acyl-CoA dehydrogenase deficiency，简 称 MADD），是一种罕见的常染色体隐性遗传病，是一种脂肪酸氧化代谢紊乱的疾病[1]。MADD 具有明显的临床表现，具有高度异质性，从新生儿期至成年期均有发病报道[2]。

【流行病学】

MADD 是最常见的脂肪酸代谢障碍性疾病，其发病率在不同国家和地区差异较大。新生儿筛查的统计结果显示，该病在美国的发病率为 1/378 272、在新英格兰（美国本土的东北部地区）的发病率为 1/214 285、在德国的发病率为 1/195 000，在澳洲的发病率为 1/2 000 000，在土耳其的发病率为 1/15 000[3, 4]。MADD 在亚洲地区发病率相对较高，2021 年我国对 389 万余名新生儿进行筛查，确诊 MADD 患儿 13 例，发病率约为 1/299 753[5]。但由于部分 MADD 患者在新生儿早期无生化代谢异常，因此存在一定程度的漏筛，实际发病率预计高于所报道数据[4]。

【遗传学】

MADD 是常染色体隐性遗传病，主要由电子转移黄素蛋白（electron transfer flavoprotein，ETF）或电子转移黄素蛋白脱氢酶（electron transfer flavoprotein dehydrogenase，ETFDH）所对应的基因编码缺陷导致。其中，ETF 由 α 和 β 两个亚基组成，其编码基因分别为 ETFA 和 ETFB，ETFDH 由 ETFDH 基因编码[1]。ETFA 基因位于 15q24.2-q24.3，包含 12 个外显子，编码 333 个氨基酸，产生的 ETFα 蛋白分子量为 30kDa；ETFB 基因位于 19q13.41，含 6 个外显子，编码 255 个氨基酸，产生的 ETFβ 蛋白分子量为 28kDa；ETFDH 基因位于 4q32.1，含 13 个外显子，编码 671 个氨基酸，产生的 ETFDH 蛋白分子量为 64kDa[6]。在这 3 个基因变异导致的 MADD 患者中，ETFDH 基因变异最为常见，HGMD 数据库中已经收录 300 多个 ETFDH 基因变异、40 多个 ETFA 基因变异和 20 多个 ETFB 基因变异。目前尚无热点变异的报道。

MADD 相关基因型与表型有一定的关系。研究表明，MADD Ⅰ 型和 Ⅱ 型主要由 ETFA、ETFB 基因变异导致，而 MADD Ⅲ 型主要由 ETFDH 基因变异导致[7]。同时，无义变异、框移变异和导致 mRNA 严重降解的剪切变异与严重的临床表型相关[8]。此外，基因变异发生的位置也与酶的活性相关，如 FAD 是 ETF/ETFDH 的分子伴侣，基因变异如果发生在 FAD 的结合部位，可导致更为严重的临床表型[9]。

【发病机制】

ETF 和 ETFDH 是脂肪酸 β 氧化电子传递过程中关键的转运体，ETF 为多种线粒体脱氢酶的电子受体，位于线粒体基质中，是由 ETFα 和 ETFβ 亚单位组成的异二聚体，功能状态下的 ETF 还包含 FAD 和腺苷一磷酸（adenosine monophosphate，AMP）[7]。ETF 接受来自 β 氧化过程中多种脱氢酶脱氢产生的电子，然后又被位于线粒体内膜的 ETFDH 重新氧化，在辅酶 Q10 水平将转移的电子送入呼吸链（CoQ10）。ETF 和 ETFDH 共同将各种代谢途径耦合到氧化磷酸化（oxidative phosphorylation，OXPHOS）系统中，从而产生 ATP[10]。因此，ETF 或 ETFDH 缺陷会引起线粒体呼吸链上多种脱氢酶功能障碍，使其脱氢产生的电子不能下传，从而导致脂肪酸、支链氨基酸、维生素 B 的代谢障碍。

【临床表现】

根据发病年龄，MADD 可以分为两大类：新生儿发病型和迟发型；新生儿发病型根据其伴或不伴先天性畸形，通常又被分为 Ⅰ 型和 Ⅱ 型，常见的先天畸形有多囊肾、心脏发育不良等。

1. 新生儿发病型 MADD　新生儿通常在出生后几小时内出现症状，最常见的临床表现是严重的代谢性酸中毒，进而导致呼吸急促和呼吸窘迫，同时伴有严重的低血糖、高氨血症、肌张力减退和肝大。由于脂肪酸及氨基酸的中间代谢物大量排泄，会有特殊的汗脚气味，尿中戊二酸及其他有机酸明显升高。多数患儿由于低酮性低血糖、代谢性酸中毒和脑病等死亡。新生儿发病的 MADD 根据伴或不伴先天发育异常，又分为 Ⅰ 型和 Ⅱ 型。Ⅰ 型患儿通常具有多囊肾、肾脏大及典型的面部畸形，包括前发际线高、鼻梁宽、鼻孔前倾、鼻短、人中长、面中部后缩、耳位低；还可出现腹壁肌肉缺如及生殖器缺陷，如尿道下裂、阴茎弯曲等；神经系统的缺陷主要为代谢性脑病，表现为癫痫发作和脑皮质的瘤样发育异常[11, 12]。

MADD Ⅱ 型患儿通常具有和 Ⅰ 型患儿同样的代谢性异常，预后差，通常在婴儿后期死亡，死亡原因包括肥厚型心肌病或类似 Reye 综合征样的代谢失代偿复发等。

2. 迟发型 MADD　也称为 MADD Ⅲ 型，多发生在出生后数周至成人期，患者多为隐匿起病，临床表现相对较轻，常见的临床表现有渐进性的四肢近端及中轴肌无力，尤以颈部屈伸肌肌群为主，伴有吞咽困难、肝功能不全、呼吸功能不全、精神状态差等。本型的临床表现高度异质，患者还可表现为间歇性、反复发作的嗜睡、呕吐、腹痛、低酮性低血糖、代谢性酸中毒、肝大、心脏肥大和（或）高氨血症 / 高乳酸血症等，且上述症状通常会因感染、饥饿、腹泻、药物、妊娠等应激状态后加重。部分患者肌肉受累出现肌肉疼痛、无力[13-15]。

【病例概况】

患者，女，9 岁，因"食欲缺乏、乏力 1 月余"入院，1 个月前无明显诱因下出现食欲差、乏力，不能行走，伴头晕，无发热、抽搐等。入院查体：精神差，无特殊面容，心肺查体未见异常，腹部软，肝脏右肋下 3cm 可及，边缘钝，质中，脾肋下未触及。辅助检查：代谢性酸中毒、高乳酸、低血糖、肝损伤 [丙氨酸转氨酶（ALT）212U/L、天冬氨酸转氨酶（AST）410U/L]、肌酸激酶（CK）及肌酸激酶同工酶（CK-MB）正常范围，乳酸脱氢酶升高，尿酸升高，血串联质谱未见异常，尿气相 - 质谱筛查显示戊二酸、3- 羟基戊二酸、辛二酸及十二烷二酸升高。心脏、肾脏超声未见异常，肝脏 CT 提示肝脏肿大伴弥漫性脂肪浸润。基因检测检出 *ETFDH* 基因：c.250G ＞ A（p.Ala84Thr），c.353G ＞ T（p.Cys118Phe）分别来源于父母。确诊为 MADD。

给予该患儿大量维生素 B$_2$、左卡尼汀

及生玉米淀粉对症支持治疗，肝功能、心肌酶、乳酸、血糖、血气均恢复至正常范围，好转出院。最后随访患者 11 岁，身高 161cm，体重 54.2kg，给予饮食治疗、维生素 B$_2$、左卡尼汀口服，各项生化指标正常范围，体力好。

此外，患者家族中有一姐姐，12 岁，经基因检查发现携带与先证者相同基因变异，但无症状。

【实验室检查】

MADD 的实验室检查包括生化检查、特殊代谢筛查、酶活性测定、肌肉活检、影像学检查及基因检测。

1. 生化检查　肝功能检查可见 ALT 及心肌酶谱升高，代谢性酸中毒、低酮性低血糖、高脂血症等。

2. 特殊代谢筛查　典型的血串联质谱筛查可见短链、中链和长链酰基肉碱（C4 ～ C18）的酰基肉碱及相应比值升高，但迟发型患者可仅有中长链酰基肉碱（C6 ～ C18）或者仅长链酰基肉碱（C12 ～ 18）升高。典型的尿气相质谱分析可见大量二羧酸尿，主要为戊二酸，以及乙基丙二酸、2- 羟基戊二酸、己二酸、辛二酸、癸二酸和十二烷二酸等二羧酸等升高。但迟发型、无症状者血串联质谱可正常，仅有尿乙基丙二酸和己二酸增高[16, 17]。

3. 酶活性测定及肌肉活检　皮肤成纤维细胞的脂肪酸流量分析可显示 ETF/ETFDH 酶活性降低，有症状患者酶活性通常低于10%。肌肉活检显示，肌纤维内大量脂滴沉积，以 Ⅰ 型肌纤维受累为主，电镜下亦可见脂质沉积性肌病的病理改变[18]。

4. 影像学检查　超声或 CT 可见肝大或脂肪肝，肌电图以肌源性损害为主，头颅 MRI 可表现为脑室旁白质脱髓鞘性白质脑病等[19]。

5. 基因检测　是 MADD 确诊的重要依

据，通常可采用高通量测序对 *ETFA*、*ETFB* 和 *ETFDH* 基因进行检测。

【诊断和鉴别诊断】

1. 诊断　根据临床表现、血液酰基肉碱谱的改变及基因分析结果可诊断。多数患者血液酰基肉碱和尿液有机酸改变比较明显，但在代谢稳定期，血液酰基肉碱和尿有机酸改变可不典型。因此，单次的串联质谱法血液酰基肉碱谱检测不能排除 MADD。对于有肌病症状，经组织学证实的脂质累积性肌病，但外周血酰基肉碱代谢改变不明显的患者，建议尽快进行基因分析，从而为 MADD 患者的早期诊断及治疗提供帮助。

2. 鉴别诊断　由于 MADD 急性发作时可伴有高血糖和酮症，易被误诊为酮症酸中毒。维生素 B_2 代谢相关疾病临床表现与 MADD 极为相似，需要与之鉴别，鉴别诊断要点见表 4-4[20, 21]。

【治疗】

MADD 的治疗方法主要有饮食治疗和药物治疗。

（1）饮食治疗：低脂、高碳水化合物饮食，保证充足热量，避免空腹、饥饿、低血糖、剧烈和（或）过量运动等应激情况诱发疾病症状。

（2）药物治疗：维生素 B_2 是目前治疗 MADD 的主要药物[22]。部分患者通过补充大剂量维生素 B_2（100～300mg/d）可有效纠正代谢紊乱[23]。对于使用维生素 B_2 无反应的患者，建议口服苯扎贝特 [10～20mg/（kg·d）][24]。此外，MADD 患者常合并继发性肉碱缺乏和辅酶 Q10 缺乏，可补充左卡尼汀 [50～100mg/（kg·d）]，补充辅酶 Q10（60～240mg/d），改善线粒体能量代谢[19, 25]。

【遗传咨询】

MADD 为常染色体隐性遗传病，患者通常携带 *ETFA*、*ETFB* 或 *ETFDH* 基因的致病性纯合变异或复合杂合变异，其父母一般为携带杂合变异的携带者，携带者通常没有症状。已生育 MADD 患者的父母再生育时，下一代有 25% 的概率为患者，50% 的概率为携带者，25% 的概率为正常的野生型。

因此，对于已生育 MADD 患者的父母，再生育时有必要进行产前诊断，或采用植入前遗传学检测（preimplantation genetic testing，PGT）的方法进行干预。

表 4-4　MADD 鉴别诊断要点

疾病	遗传方式	致病基因	重叠于 MADD 的表型	区别于 MADD 的表型
MADD 样疾病	AR	*FLAD1*	脂质沉积性肌病、类似的生化异常	吞咽困难和言语障碍、呼吸困难至停止
新生儿一过性 MADD 样疾病	AD	*SLC52A1*	喂养不良、嗜睡、肌张力低下、低血糖和高氨血症	症状一过性，补充维生素 B_2 可显著改善
Brown-Vialetto-Van Laere 综合征	AR	*SLC52A2* *SLC52A3*	生化特征类似	婴儿期可出现渐进性神经恶化、肌张力减退、呼吸功能不全和早逝，或在晚年出现耳聋和脑神经麻痹，补充维生素 B_2 可能会改善症状

注：AD. 常染色体显性遗传；AR. 常染色体隐性遗传

【预防】

虽然 MADD 可防可治，但新生儿筛查漏筛率较高，导致部分病例出现不可逆的脑损伤等严重并发症。因此，对于高危胎儿，可通过产前基因检测进行产前诊断。对新生儿采用串联质谱或基因检测的方法进行筛查有助于在出现症状前确诊，尽早进行干预和治疗，可有效避免出现严重的临床症状。

此外，对于 MADD 等常染色体隐性遗传病，均应避免近亲结婚。

（谢波波　陈少科　范　歆）

【参考文献】

[1] Mereis M, Wanders RJA, Schoonen M, et al. Disorders of flavin adenine dinucleotide metabolism: MADD and related deficiencies[J]. Int J Biochem Cell Biol, 2021, 132: 105899.

[2] Macchione F, Salviati L, Bordugo A, et al. Multiple acyl-COA dehydrogenase deficiency in elderly carriers[J].J Neurol, 2020, 267(5): 1414-1419.

[3] Lindner M, Hoffmann GF, Matern D.Newborn screening for disorders of fatty-acid oxidation: experience and recommendations from an expert meeting[J]. J Inherit Metab Dis, 2010, 33(5): 521-526.

[4] Shibata N, Hasegawa Y, Yamada K, et al. Diversity in the incidence and spectrum of organic acidemias, fatty acid oxidation disorders, and amino acid disorders in Asian countries: selective screening vs. expanded newborn screening[J]. Mol Genet Metab Rep, 2018, 16: 5-10.

[5] 周朵，叶梅玲，胡真真，等 . 浙江省新生儿多酰基辅酶 A 脱氢酶缺乏症筛查及随访分析 [J]. 浙江大学学报 (医学版), 2021, 50(4): 454-462.

[6] 叶梅玲，周朵，黄新文 . 多种酰基辅酶 A 脱氢酶缺乏症遗传学研究进展 [J]. 中国实用儿科杂志 , 2022, 37(9): 713-717.

[7] Missaglia S, Tavian D, Angelini C.ETF dehydrogenase advances in molecular genetics and impact on treatment[J]. Crit Rev Biochem Mol Biol, 2021, 56(4): 360-372.

[8] Yıldız Y, Talim B, Haliloglu G, et al. Determinants of riboflavin responsiveness in multiple acyl-CoA dehydrogenase deficiency[J]. Pediatr Neurol, 2019, 99: 69-75.

[9] Grünert SC. Clinical and genetical heterogeneity of late-onset multiple acyl-coenzyme A dehydrogenase deficiency[J].Orphanet J Rare Dis, 2014, 9: 117.

[10] Frerman FE, Goodman SI. Deficiency of electron transfer flavoprotein or electron transfer flavoprotein: ubiquinone oxidoreductase in glutaric acidemia type Ⅱ fibroblasts[J].Proc Natl Acad Sci U S A, 1985, 82(13): 4517-4520.

[11] Nilipour Y, Fatehi F, Sanatinia S, et al. Multiple acyl-coenzyme A dehydrogenase deficiency shows a possible founder effect and is the most frequent cause of lipid storage myopathy in Iran[J]. J Neurol Sci, 2020, 411: 116707.

[12] Zhao YW, Liu XJ, Zhang W, et al. Muscle magnetic resonance imaging for the differentiation of multiple acyl-CoA dehydrogenase deficiency and immune-mediated necrotizing myopathy[J]. Chin Med J (Engl), 2018, 131(2): 144-150.

[13] Rhead WJ, Wolff JA, Lipson M, et al. Clinical and biochemical variation and family studies in the multiple acyl-CoA dehydrogenation disorders[J].Pediatr Res, 1987, 21(4): 371-376.

[14] Sharp LJ, Haller RG. Metabolic and mitochondrial myopathies[J].Neurol Clin, 2014, 32(3): 777-799, ix.

[15] Touw CML, Derks TGJ, Bakker BM, et al. From genome to phenome-Simple inborn errors of metabolism as complex traits[J]. Biochim Biophys Acta, 2014, 1842(10): 2021-2029.

[16] Rabenstein M,Weis J, Abicht A, et al. Multipler acyl-CoA-dehydrogenase-mangel/glutarazidurie TypII: schwierige diagnose, einfache therapie[J]. Nervenarzt, 2020, 91(4): 349-352.

[17] Sahai I, Garganta CL, Bailey J, et al. Newborn screening for glutaric aciduria-Ⅱ: the new England experience[J]. JIMD Rep, 2014, 13: 1-14.

[18] Wang ZQ, Chen XJ, Murong SX, et al. Molecular

analysis of 51 unrelated pedigrees with late-onset multiple acyl-CoA dehydrogenation deficiency (MADD) in Southern China confirmed the most common ETFDH mutation and high carrier frequency of c.250G > A[J].J Mol Med (Berl), 2011, 89(6): 569-576.

[19] Yamaguchi S, Li H, Purevsuren J, et al. Bezafibrate can be a new treatment option for mitochondrial fatty acid oxidation disorders: evaluation by in vitro probe acylcarnitine assay[J]. Mol Genet Metab, 2012, 107(1-2): 87-91.

[20] Olsen RKJ, Koňaříková E, Giancaspero TA, et al. Riboflavin-responsive and-non-responsive mutations in FAD synthase cause multiple acyl-CoA dehydrogenase and combined respiratory-chain deficiency[J]. Am J Hum Genet, 2016, 98(6): 1130-1145.

[21] Mosegaard S, Bruun GH, Flyvbjerg KF, et al. An intronic variation in SLC52A1 causes exon skipping and transient riboflavin-responsive multiple acyl-CoA dehydrogenation deficiency[J]. Mol Genet Metab, 2017, 122(4): 182-188.

[22] Yamada K, Kobayashi H, Bo R, et al. Clinical, biochemical and molecular investigation of adult-onset glutaric acidemia type Ⅱ: characteristics in comparison with pediatric cases[J]. Brain Dev, 2016, 38(3): 293-301.

[23] van Rijt WJ, Ferdinandusse S, Giannopoulos P, et al. Prediction of disease severity in multiple acyl-CoA dehydrogenase deficiency: a retrospective and laboratory cohort study[J].J Inherit Metab Dis, 2019, 42(5): 878-889.

[24] Olsen RKJ, Andresen BS,Christensen E,et al. Clear relationship between ETF/ETFDH genotype and phenotype in patients with multiple acyl-CoA dehydrogenation deficiency[J]. Hum Mutat, 2003, 22(1): 12-23.

[25] Gregersen N, Andresen BS, Pedersen CB, et al. Mitochondrial fatty acid oxidation defects: remaining challenges[J]. J Inherit Metab Dis, 2008, 31(5): 643-657.

第九节　孤立性亚硫酸盐氧化酶缺乏症

【概述】

孤立性亚硫酸盐氧化酶缺乏症（isolated sulfite oxidase deficiency，ISOD；OMIM# 272300）是一种常染色体隐性遗传病，由 SUOX 基因编码的亚硫酸盐氧化酶可使体内的亚硫酸盐转化为硫酸盐，SUOX 基因突变导致亚硫酸盐氧化酶活性的缺乏，造成亚硫酸盐的过度堆积，进而损害中枢神经系统。亚硫酸盐氧化酶缺乏症以新生儿或婴儿早期起病，主要临床特征为精神运动发育迟缓或倒退、惊厥发作、肌张力障碍、手足徐动症、共济失调、小头畸形。神经影像学特征主要表现为巨脑回、脑萎缩、胼胝体薄、白质病变[1-3]。

【流行病学】

ISOD 的发病率尚无流行病学方面的报道，到目前为止，全世界已经报道超过 50 例患者。

【遗传学】

ISOD 属于常染色体隐性遗传病，SUOX 基因是目前报道的唯一致病基因，编码亚硫酸盐氧化酶，亚硫酸盐氧化酶含有 545 个氨基酸。SUOX 基因位于 12q13.2 ～ 12q13.3 染色体，编码序列包含 3 个外显子和 2 个内含子。

迄今，SUOX 基因共发现 29 个致病性变异，包括 21 个错义 / 无义变异、7 个小片段缺失、2 个小片段插入等（Human Genome Variation Society, https://varnomen.hgvs.org）。

【发病机制】

亚硫酸盐氧化酶是一种定位于线粒体膜间隙的同源二聚体蛋白，每个亚单位包含一个血红素结构域和一个钼磷蛋白结合结构域。这种酶催化亚硫酸盐氧化为硫酸盐，这是含硫氨基酸半胱氨酸和甲硫氨酸氧化降解的最终反应，该酶缺乏会导致代谢通路受阻，含硫氨基酸累积，导致线粒体损伤和能量衰竭，并导致严重的神经功能障碍。*SUOX* 基因突变导致亚硫酸盐氧化酶活性缺失，亚硫酸盐、硫代硫酸盐和 *S*- 硫代半胱氨酸在组织和体内积累，造成中枢神经系统损害[1, 4, 5]。

【临床表现】

临床表现主要有以下分型。

1. 早发型[6, 7]　在出生后的最初几个小时至几天内表现为顽固性癫痫发作、进食困难；出现快速进行性脑病，表现为异常紧张（尤其是角弓反张、痉挛性四肢瘫痪和锥体束征）；头面部异常：小头畸形，窄双顶径，深而宽的眼睛，眼睑裂缝长，鼻小，长人中，上唇薄；严重的智力残疾；还可出现晶状体半脱位或脱位（晶状体异位）；通常在出生后的几个月死亡。

2. 晚发型[8, 9]　通常在出生后 6 ～ 18 个月发病，通常由发热性疾病引起，出现发育倒退，发作性脑病，表现为共济失调、舞蹈症和肌张力障碍，急性轻偏瘫，以及晶状体异位。临床病程可以是进行性的或偶发性的。

【病例概况】

6 月龄女婴，因"发现小头畸形、发育迟缓 6 月余"就诊，出生后发现小头畸形、进食困难，此后运动、语言、智力发育落后。

体格检查：身长 61.5cm，体重 5.5kg，头围 34.6cm，前额窄、前囟闭合，颅缝凸出，眼神呆滞，睫毛长，双侧颞部稍突出，人中长、上唇薄，心肺检查未见明显异常（图 4-2）。血同型半胱氨酸水平：2.73μmol/L（0 ～ 15μmol/L）。经全显子测序检测分析发现：*SUOX* 基因 c.120 0C ＞ G（pTyr400Ter）（NM_000456.2）纯合变异，分别来源于父母，确诊为亚硫酸盐氧化酶缺乏症。因进食困难，2 岁时死亡。

【实验室及影像学检查】

1. 特异性代谢检查　ISOD 患者具有特征性代谢改变，实验室检查发现尿亚硫酸盐试纸检测为阳性，以及尿硫代硫酸盐和 *S*-硫代半胱氨酸升高，尿有机硫酸盐降低，血浆总同型半胱氨酸水平显著降低[10, 11]。

2. 影像学检查　早发型患儿颅脑 MRI 表现可呈现为脑室内肿大和弥漫性脑萎缩，胼胝体变薄，而弥散加权成像显示，弥散性和对称性细胞毒性水肿累及基底神经节、大脑皮质和皮质下白质，提示急性代谢紊乱。迟发性患儿头颅 MRI 表现为苍白球 T_2 加权高信号[8, 9]。

3. 其他　由于该病导致多器官系统受累，应对患儿进行多系统评估，如智力检测，生长发育评估，心电图、脑电图评估，视力、听力筛查，超声心动图等。

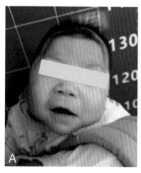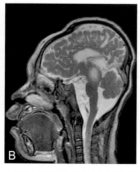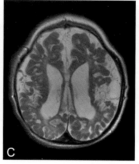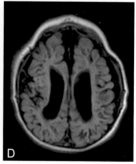

图 4-2　孤立性亚硫酸盐氧化酶缺乏症患儿的临床表现及影像学表现

A. 小头畸形（头围 34.6cm），双颞侧稍隆起，人中长，上唇薄；B ～ D. 脑萎缩、脑发育不良、广泛脑白质髓鞘形成不良

【诊断和鉴别诊断】

1. 诊断 对于出现上述临床表现的可疑患者，特异性代谢检查阳性，分子遗传学检测明确为 *SUOX* 基因的致病变异，即可确诊。

2. 鉴别诊断 见表4-5。

【治疗】

1. 饮食治疗 限制半胱氨酸和甲硫氨酸的低蛋白饮食，对部分较轻/晚发型的患者有效[8]。但在典型 ISOD 患者中，未发现临床益处[9, 12]，饮食治疗对出现症状前个体的治疗价值尚未明确。

2. 药物治疗 尚无药物治疗可改善 ISOD 患者的预后或病情发展。已经在实验阶段的药物包括甜菜碱、维生素 B_1、巯乙胺和青霉胺等，但临床效果甚微。甜菜碱的主要作用机制为增加高半胱氨酸再甲基化为甲硫氨酸，减少半胱氨酸，并导致亚硫酸盐水平的降低；维生素 B_1 替代治疗，这是由于亚硫酸盐的积累会导致维生素 B_1 的消耗；巯乙胺和青霉胺的作用机制为两者是螯合亚硫酸盐的螯合剂。

3. 对症治疗 迄今，还没有根治 ISOD 的有效方法。建议由神经病学、营养学、胃肠病学、肺部医学、理疗和整形外科专家组成的团队进行多学科管理。管理包括以下内容：①使用控制癫痫发作和痉挛的适当药物；②尽早考虑放置胃管，以控制吞咽困难，从而确保摄入足够的热量并降低误吸风险；③呕吐、胃食管反流病和吸入性肺炎的处理；④预防呼吸道并发症；⑤评估夜间睡眠呼吸状况，并制订适当干预睡眠的措施；⑥脊柱侧弯评估和干预。

【遗传咨询】

该病的遗传方式为常染色体隐性遗传，先证者的父母为 *SUOX* 基因变异的杂合子携带者，每次妊娠均有25%的概率生育 ISOD 患者，50%的概率生育无症状携带者，25%的概率生育不携带致病变异的正常个体。先证者母亲若再次妊娠，可通过产前诊断或植入前遗传学检测明确胎儿基因型，避免再次生育此病患者。建议先证者父母的兄弟姐妹进行遗传咨询，必要时行 *SUOX* 基因致病变异的筛查。

表 4-5 孤立性亚硫酸盐氧化酶缺乏症的鉴别诊断

	遗传方式	致病基因	重叠于 ISOD 的表型	区别于 ISOD 的表型
钼辅因子缺乏症	AR	*MOCS1* *MOCS2* *MOCS3* *GPHN*	出生后的几小时到几天，出现癫痫发作和进食困难；抗癫痫药物难以控制的癫痫发作，严重智力落后	血清尿酸水平下降；由于黄嘌呤脱氢酶功能丧失，导致尿黄嘌呤和次黄嘌呤水平升高
甘氨酸脑病	AR	*GLDC* *AMT* *GCSH*	出生后几小时至几天，出现渐进性嗜睡、张力减退和肌阵挛性痉挛；随后出现智力落后及难治性癫痫发作	血浆和脑脊液中的甘氨酸水平升高；MRI 提示出生时有髓鞘形成的区域（如内囊后肢和中央周围区域）扩散受限
吡哆醇依赖性癫痫	AR	*ALDH7A1*	出生后不久出现难治性癫痫发作	补充大量吡哆醇对癫痫有效
磷酸吡哆醇缺乏症	AR	*PNPO*	出生后不久出现难治性癫痫发作	5′-磷酸吡哆醛治疗对癫痫发作有效

注：AR. 常染色体隐性遗传

【预防】

建议对高危亲属进行分子遗传携带者检测及遗传咨询，必要时进行产前和胚胎植入前基因检测[3, 13]。

（彭燕范歆）

【参考文献】

[1] Claerhout H, Witters P, Régal L, et al. Isolated sulfite oxidase deficiency[J]. J Inherit Metab Dis, 2018, 41(1): 101-108.

[2] Hobson EE, Thomas S, Crofton PM, et al. Isolated sulphite oxidase deficiency mimics the features of hypoxic ischaemic encephalopathy[J]. Eur J Pediatr, 2005, 164(11): 655-659.

[3] Lee HF, Chi CS, Tsai CR, et al. Prenatal brain disruption in isolated sulfite oxidase deficiency[J]. Orphanet J Rare Dis, 2017, 12(1): 115.

[4] Zaki MS, Selim L, El-Bassyouni HT, et al. Molybdenum cofactor and isolated sulphite oxidase deficiencies: clinical and molecular spectrum among Egyptian patients[J]. Eur J Paediatr Neurol, 2016, 20(5): 714-722.

[5] Brumaru D, Guerin E, Voegeli AC, et al. A compound heterozygote case of isolated sulfite oxidase deficiency[J]. Mol Genet Metab Rep, 2017, 12: 99-102.

[6] Bosley TM, Alorainy IA, Oystreck DT, et al. Neurologic injury in isolated sulfite oxidase deficiency[J]. Can J Neurol Sci, 2014, 41(1): 42-48.

[7] Sass JO, Gunduz A, Araujo Rodrigues Funayama C, et al. Functional deficiencies of sulfite oxidase: differential diagnoses in neonates presenting with intractable seizures and cystic encephalomalacia[J]. Brain Dev, 2010, 32(7): 544-549.

[8] Del Rizzo M, Burlina AP, Sass JO, et al. Metabolic stroke in a late-onset form of isolated sulfite oxidase deficiency[J]. Mol Genet Metab, 2013, 108(4): 263-266.

[9] Rocha S, Ferreira AC, Dias AI, et al. Sulfite oxidase deficiency: an unusual late and mild presentation[J]. Brain Dev, 2014, 36(2): 176-179.

[10] Du P, Hassan RN, Luo H, et al. Identification of a novel SUOX pathogenic variants as the cause of isolated sulfite oxidase deficiency in a Chinese pedigree[J]. Mol Genet Genomic Med, 2021, 9(2): e1590.

[11] Mellis AT, Misko AL, Arjune S, et al. The role of glutamate oxaloacetate transaminases in sulfite biosynthesis and H2S metabolism[J]. Redox Biol, 2021, 38: 101800.

[12] Touati G, Rusthoven E, Depondt E, et al. Dietary therapy in two patients with a mild form of sulphite oxidase deficiency. Evidence for clinical and biological improvement[J]. J Inherit Metab Dis, 2000, 23(1): 45-53.

[13] Salih MA, Bosley TM, Alorainy IA, et al. Preimplantation genetic diagnosis in isolated sulfite oxidase deficiency[J]. Can J Neurol Sci, 2013, 40(1): 109-112.

第十节　线粒体复合体Ⅳ缺乏，核基因 11 型

【概述】

线粒体复合体Ⅳ缺乏，核基因 11 型（mitochondrial complex Ⅳ deficiency, nuclear type 11；OMIM # 619054）是由于染色体 1q44 上 COX20 基因（OMIM# 614698）的纯合或复合杂合变异所致，其临床表现包括感觉神经元病障碍、肌张力障碍、小脑性共济失调、舞蹈手足徐动症、运动迟缓、智力发育受损和（或）构音障碍等[1]。

【流行病学】

线粒体复合体Ⅳ缺乏，核基因 11 型是一种非常罕见的代谢性疾病，目前尚无总体发病率的统计。截至 2023 年，已报道 29 例关于 COX20 缺乏症的病例[2]。

【遗传学】

线粒体呼吸链复合体Ⅳ［细胞色素c氧化酶（COX）］是电子传递链的末端酶，它通过催化细胞色素c的氧化，将O_2还原为H_2O。在哺乳动物中，COX由14个亚基组成，除了3个核心亚基（MT-COX1、MT-COX2、MT-COX3）由线粒体DNA编码外，其余的亚基均由核基因编码，它们对核心亚基的稳定性和COX活性的调控发挥着重要的作用。目前，已报道有超过30个核基因和线粒体基因突变可导致COX缺乏[3]。

COX缺乏症可根据所涉及的基因不同而表现出不同的遗传模式：与常染色体隐性遗传相关的核基因（*COX4*、*COX5*、*COX6*、*COX7*、*COX8*、*COX10*、*COX14*、*COX15*、*COX20*、*SURF1*、*SCO2*、*PET100*、*FASTKD2*等）；由线粒体基因突变，表现为母系遗传的基因，如*MT-COX1*、*MT-COX2*、*MT-COX3*[3]。

【发病机制】

线粒体呼吸链（氧化磷酸化系统，OXPHOS）由4种复合体Ⅰ～Ⅳ组成，它们通过还原型烟酰胺腺嘌呤二核苷酸（NADH）和还原型黄素腺嘌呤二核苷酸（FADH2）的氧化和氧的还原，协同产生ATP[4]。两个电子载体（CoQ10和细胞色素c）促进电子通过复合物转移。复合体Ⅰ通过NADH接收电子，并通过CoQ10将其转移到复合体Ⅲ，复合体Ⅱ通过FADH2接收电子，并通过CoQ10转移到复合体Ⅲ[4]。随后，电子在复合体Ⅳ中发生氧化反应，将ADP转化为ATP[5]。

线粒体呼吸链酶复合体Ⅳ，是线粒体呼吸链中具有氧化磷酸化的末端蛋白，由14个亚基构成COX的全酶结构，并发挥酶的活性[6]。*COX20*基因主要编码一种双跨膜线粒体内膜蛋白，是COX2特异性伴侣，起稳定线粒体内膜中COX2的作用。*COX20*基因突变致COX2亚基不能有效地整合到COX结构中[7]，从而破坏COX结构的完整性，导致COX酶活性缺失，从而引发线粒体出现功能障碍，包括ATP水平下降、氧化应激水平增加、膜电位丢失，影响细胞生长稳态，加速细胞衰老或诱导细胞凋亡[7]。COX缺乏导致线粒体功能障碍，将直接影响骨骼肌、中枢神经系统或心脏、肾脏、结缔组织和肝脏等需能量大的器官或组织[3]。

【临床表现】

线粒体复合体Ⅳ缺乏，核基因11型是一种线粒体疾病，表现为肌病、脑病和代谢性酸中毒，临床表现多样。

1. 良性婴儿线粒体肌病（OMIM#500009）婴儿期发病，多在出生后不久开始出现肌张力低下、肌肉痉挛、喂养困难等症状，上述症状与血液中乳酸含量异常增高有关，主要影响骨骼肌，通常不累及心脏、肾脏等其他系统[8]。症状可自行改善，通常在2～3岁时恢复正常[9]。

2. 致命性婴儿线粒体肌病（OMIM#551000）此类型除影响骨骼肌组织外，还累及多系统（心脏、肾脏、肝脏、大脑等），表现为肌无力、肌张力低，吸吮、吞咽或呼吸困难，心肌、肾功能和肝功能出现不同程度受损，听力障碍、视神经萎缩、卒中样发作、癫痫发作、发育迟缓或倒退等，伴严重乳酸酸中毒[8]。通常在出生后3～4周出现症状[10]，1岁左右死于严重呼吸功能不全[9]。

3. Leigh综合征（OMIM#256000）主要影响中枢神经系统（CNS）的脑干和基底神经节，导致严重、早发、进展性和致命的脑病，通常在出生后3个月至2岁发病，表现为全面发育迟缓或发育倒退、肌张力减退、肌力异常、反射异常、共济失调、吞咽困难、癫痫发作；同时伴有多系统受累，如心脏、肝脏、胃肠道和肾脏功能异常。实验室检查提示，乳酸升高、线粒体氧化磷酸化异常。患儿通常在 3 岁左右死亡[11]。

4. 神经发育障碍　临床表现上出现智力运动倒退、共济失调、张力减退、癫痫、发育迟缓、眼部障碍和构音障碍[7]。神经系统特征与脑组织影像学检查异常高信号相关[12]。

5. 生长发育迟缓　多在婴儿期开始出现发育迟缓、小头畸形、肌张力减退、严重 / 极重度智力障碍[13]。

6. 酸碱代谢水平异常　不同程度的代谢性酸中毒，若检测线粒体呼吸链酶复合体Ⅳ活性，可发现活性降低[2]。

【病例概况】

8 岁 10 个月男孩，因"行走不稳、步态异常 6 年余，发育倒退 3 年"入院，患儿约 2 岁开始无明显诱因下出现行走不稳、容易跌倒，步态异常，当地医院多次检查原因不明，未进一步治疗。3 年前（5 岁余）开始发育倒退，行走不能、下肢抖动、语言、智力倒退。查体：面容无明显特殊（图 4-3），四肢肌张力减退，肌力 4 级，左下肢不自主抖动，足外翻畸形，指鼻试验阳性，腱反射减弱，病理反射未引出。辅助检查：乳酸偏高，2.8 ～ 4.0mmol/L。头颅 MRI：未见异常。肌电图提示上下肢运动神经 CMAP 波幅明显降低，右胫神经 F 波异常。全外显子组测

序分析提示：*COX20* 基因（NM_198076.6）检 出 c.41A ＞ G（p.Lys14Arg） 和 c.259C ＞ T（p.Gln87Ter）复合杂合变异，分别来源于母亲和父亲。

【实验室检查】

1. 生化检查　肌酸激酶、乳酸和丙酮酸、氨基酸和酰基肉碱等检测指标升高。

2. 酶活性测定　酶活性检测结果出现不同组织的酶活性差异大，尤其是骨骼肌、结缔组织、脑、肝脏组织酶的活性降低。

3. 组织病理学　肌肉组织活检是线粒体诊断的金标准。对于肌病患者，可以通过肌肉活检排除其他神经肌肉疾病。

4. 影像学检查　颅脑 CT 扫描或 MRI 影像检查提示脑干、小脑或基底神经节等局部区域的异常。

5. 基因检测　对于出现上述临床表现且高度怀疑该病的患儿，建议进行包括线粒体 DNA 及线粒体病相关核基因的基因检测，以更好地明确病因。

【诊断和鉴别诊断】

1. 诊断　对于临床表现有感觉神经元病障碍、肌张力障碍、小脑性共济失调、手足徐动症，运动及智力、语言发育落后者，需警惕该病，建议进行基因检测，明确是否 COX 缺乏相关的一些核或线粒体基因突变。

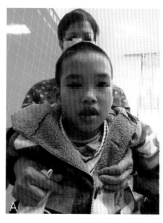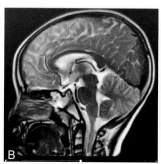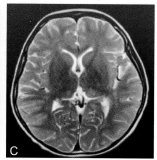

图 4-3　线粒体复合体Ⅳ缺乏，核基因 11 型患儿的临床表现
A. 面容；B、C. 头颅 MRI 检测结果显示未见异常

2. 鉴别诊断

（1）MELAS 综合征：是一种罕见的影响儿童和青少年的线粒体疾病，以 *MTTL1* 基因突变为常见致病基因，以大脑皮质和基底节损害为主，以高乳酸血症、卒中样发作为主要临床特征，头颅 MRI 提示脑皮质病变来辅助诊断[14]。而 *COX20* 基因变异主要影响轴索周围神经病变，以感觉神经受累最为显著，头颅 MRI 以小脑、脑干、基底神经节病变为主要特点。

（2）Kearns-Sayre 综合征：一种偶发疾病且临床表型异质性大，最典型的临床特点是一组三联征表现，发病年龄小于 20 岁、慢性进行性外眼肌麻痹和视网膜色素性变，以眼部障碍为主要临床特点。此外，该疾病常伴其他特征，如双侧感音神经性聋、心脏传导缺陷、共济失调、肌病和肌张力异常、近端肾小管酸中毒等。生化检查发现脑脊液蛋白升高显著（＞100mg/dl），视网膜检查显示视网膜退化[15]。

（3）MERRF 综合征：是一组罕见的神经肌肉疾病（称为线粒体脑肌病）之一，可由多个线粒体基因突变导致，如 *MTTK*、*MTTL1*、*MTTH*、*MTTS1* 等基因。MERRF 综合征最典型且首发症状为肌阵挛，随后伴全身性癫痫、共济失调、运动不耐受、乳酸酸中毒，无偏盲或皮质盲，可与 MELAS 综合征区别。不常伴心肌病、色素性视网膜病变。生化检查提示脑脊液蛋白浓度升高，但很少超过 100mg/dl[16]。肌肉组织 Gomori 三色染色活检可将观察到的参差不齐的红色纤维（RRF）与其他病症区分开来。

【治疗】

1. 对症治疗　当前对于线粒体疾病尚没有治愈的方法[17]，通过对症治疗改善线粒体疾病，治疗的原则是增加细胞的抗氧化能力，降低乳酸水平，改善线粒体能量代谢[17]。补充包括维生素 B_2、维生素 B_1、生物素、辅酶 Q10、肉碱等维生素和辅因子的膳食补充剂。既往报道中发现这类辅助药品在个别情况下可以达到不同程度的益处。维生素 B_2 是黄素单核苷酸和黄素腺嘌呤二核苷酸的前体，为线粒体呼吸链酶复合体 Ⅰ 和复合物 Ⅱ 提供辅助因子，有助于能量代谢[18]。

Bugiani 等及 Nimmo 等使用维生素 B_2 治疗线粒体复合体 Ⅱ 缺陷的患儿，随访期间患儿神经、精神运动方面有较好的改善[18, 19]。维生素 B_1 可以增强丙酮酸脱氢酶复合物的活性，降低乳酸、丙酮酸水平，加快体内毒性物质的排出，Singhi 等给予丙酮酸脱氢酶复合物缺乏症的患儿服用维生素 B_1 治疗，患儿脑病未再进一步发作[17, 20]。此外，辅酶 Q10、左卡尼汀、维生素 E 等药物被证明可以增强线粒体氧化磷酸化的能力，提高线粒体的代谢能力[17]。

2. 饮食调整　生酮饮食可以改善 COX 缺乏相关的 Leigh 综合征[21]。

【遗传咨询】

该疾病的遗传方式主要为常染色体隐性遗传，若父母双方均携带相关基因致病变异，后代有 25% 的概率发生该疾病。

【预防】

目前该疾病尚无有效预防措施，若生育过该疾病的患儿，再生育时可进行遗传咨询和产前诊断。

（马云婷　桂宝恒　范　歆）

【参考文献】

[1] Dong HL, Ma Y, Yu H, et al. Bi-allelic loss of function variants in COX20 gene cause autosomal recessive sensory neuronopathy[J]. Brain, 2021, 144(8): 2457-2470.

[2] Chen L, Liu Y. Clinical and genetic characteristics of children with COX20-associated mitochondrial disorder: case report and literature review[J]. BMC Med Genomics, 2023,16(1): 86.

[3] Brischigliaro M,Zeviani M.Cytochrome c

oxidase deficiency[J].Biochim Biophys Acta Bioenerg, 2021, 1862(1): 148335.

[4] Iverson TM, Singh PK, Cecchini G. An evolving view of complex Ⅱ-noncanonical complexes, mega complexes, respiration, signaling, and beyond[J]. J Biol Chem, 2023, 299(6): 104761.

[5] Dudkina NV, Kouril R,Peters K,et al.Structure and function of mitochondrial super complexes[J]. Biochim Biophys Acta, 2010, 1797(6/7): 664-670.

[6] Hatakeyama H, Goto YI. Respiratory chain complex disorganization impairs mitochondrial and cellular integrity: phenotypic variation in cytochrome c oxidase deficiency[J]. Am J Pathol, 2017, 187(1): 110-121.

[7] Li P, Guo D, Zhang X,et al. Compound heterozygous COX20 variants impair the function of mitochondrial complex Ⅳ to cause a syndrome involving ophthalmoplegia and visual failure[J]. Front Neurol, 2022, 13: 873943.

[8] Olimpio C,Tiet MY,Horvath R.Primary mitochondrial myopathies in childhood[J]. Neuromuscul Disord, 2021, 31(10): 978-987.

[9] Tritschler HJ, Bonilla E, Lombes A, et al. Differential diagnosis of fatal and benign cytochrome c oxidase-deficient myopathies of infancy[J]. Neurology, 1991, 41(2_part_1): 300.

[10] Minchom PE, Dormer RL, Hughes IA, et al. Fatal infantile mitochondrial myopathy due to cytochrome c oxidase deficiency[J].J Neurol Sci, 1983, 60(3): 453-463.

[11] Lake NJ, Compton AG, Rahman S, et al. Leigh syndrome: one disorder, more than 75 monogenic causes[J]. Ann Neurol, 2016, 79(2): 190-203.

[12] Uusimaa J, Jungbluth H, Fratter C, et al. Reversible infantile respiratory chain deficiency is a unique, genetically heterogenous mitochondrial disease[J].J Med Genet, 2011, 48(10): 660-668.

[13] Otero MG, Tiongson E, Diaz F, et al. Novel pathogenic COX20 variants causing dysarthria, ataxia, and sensory neuropathy[J]. Ann Clin Transl Neurol, 2019, 6(1): 154-160.

[14] Bhatia KD,Krishnan P,Kortman H, et al. Acute cortical lesions in MELAS syndrome: anatomic distribution, symmetry, and evolution[J]. AJNR Am J Neuroradiol, 2020, 41(1): 167-173.

[15] Katsanos KH,Nastos D,Noussias V, et al. Manometric study in Kearns-Sayre syndrome[J]. Dis Esophagus, 2001, 14(1): 63-66.

[16] Velez-Bartolomei F LC, Enns G. MERRF. GeneReviews® Seattle (WA): University of Washington, Seattle, 2003:1993-2024.

[17] Bakare AB, Lesnefsky EJ, Iyer S. Leigh syndrome: a tale of two genomes[J]. Front Physiol, 2021, 12: 693734.

[18] Nimmo GAM, Ejaz R, Cordeiro D, et al. Riboflavin transporter deficiency mimicking mitochondrial myopathy caused by complex Ⅱ deficiency[J].Am J Med Genet A, 2018, 176(2): 399-403.

[19] Bugiani M, Lamantea E, Invernizzi F, et al. Effects of riboflavin in children with complex Ⅱ deficiency[J]. Brain Dev, 2006, 28(9): 576-581.

[20] Jauhari P, Sankhyan N, Vyas S, et al. Thiamine responsive pyruvate dehydrogenase complex deficiency: a potentially treatable cause of leigh's disease[J]. J Pediatr Neurosci, 2017, 12(3): 265-267.

[21] He F,Ye L,Miao P,et al.Long-term ketogenic diet therapy improves mitochondrial encephalopathy with lactic acidosis and stroke-like episodes (MELAS): a case report[J]. CNS Neurosci Ther, 2023, 29(9): 2717-2720.

第十一节　白质消融性白质脑病

【概述】

白质消融性白质脑病（leukoencephalopathy with vanishing white matter，VWM；MIM# 603896）又称儿童共济失调伴中枢神经系统髓鞘化不良，是一种罕见的常染色体隐性遗传性疾病，1998 年由荷兰的 van der Knaap 正式命名。临床特点为进行性的运动智力倒退，以运动倒退为主，可表现为共济失调、肢体痉挛等，可伴视神经萎缩及癫痫发作，应激事件（如头部轻微外伤、发热感染、惊吓等）可造成发作性加重。

【流行病学】

VWM 是一种临床罕见的遗传性疾病，据统计，VWM 在荷兰的发病率为 1 : 80 000 或更高[1]。目前，我国尚未对该疾病的发病率进行统计。

【遗传学】

VWM 为常染色体隐性遗传病，白质消失是由编码真核翻译起始因子 2B（EIF2B）的变异导致。EIF2B 由 5 个亚基组成，分别为 α、β、γ、δ 和 ε（编码基因分别为 EIF2B1、EIF2B2、EIF2B3、EIF2B4、EIF2B5，分别位于 12q24.3、14q24、1p34.1、2p23.3 和 3q27），任何亚基的基因突变均可导致 VWM。目前，国内外已报道了 200 多种 EIF2B1 ~ EIF2B5 基因突变类型；以 EIF2B5 基因突变最为常见，国外报道该基因突变约占 66%，国内约占 40%；其次为 EIF2B3 基因变异，与白种人相比，我国 EIF2B3 基因变异患者的发生率更高；EIF2B2、EIF2B4 基因变异比例相当[2-4]。所有变异中，以错义突变最为常见（约占 80% 以上），移码和无义突变少见[3, 5, 6]。国外报道，EIF2B5 基因的 c.338G > A（P.R113H）纯合变异为热点突变[1]，而国内的研究发现，EIF2B3 基因的 c.1037T > C（P.I346T）为热点突变[3]。

目前尚无确定的基因型 - 表型相关性[7]。2021 年 Deng 等对 341 例 VWM 患者进行基因型 - 表型关联分析发现，当突变严重影响 EIF2B 结构时，患者的发病年龄早、症状重，如 EIF2B5 c.584G > A（p.R195H）突变；而当变异对 EIF2B 结构影响小时，则症状轻，如 EIF2B3 c.260C > T（p.A87V）变异，发病年龄较晚且症状更轻、存活率更高[7]。

【发病机制】

VWM 确切的发病机制目前尚未阐明，EIF2B 是 EIF2 的鸟嘌呤核苷酸交换因子，是翻译起始阶段控制的关键靶点。由于 EIF2B 的核苷酸交换活性被应激诱导的 EIF2 磷酸化所抑制，使得活性 GTP 结合的 EIF2 水平降低，蛋白质合成减弱[8]，可能与该病相关。

VWM 的病理特征包括白质稀疏和囊性变性增加，高度特征性的泡沫少突胶质细胞伴少突胶质细胞增多，星形胶质细胞畸形，少突胶质细胞因凋亡而丢失，其确切的病理生理机制尚不清楚[9]。Raini 等[10] 发现，EIF2B 在协调细胞核和线粒体基因表达中发挥关键作用，EIF2B 部分功能丧失对细胞质和线粒体翻译程序的协调产生负面影响，线粒体功能对 VWM 也有重要的影响。Keefe 等[11] 发现，EIF2B 复合物功能在斑马鱼和人类中作用类似，复合物功能异常可导致体细胞生长受损、早期致死、影响髓鞘形成、少突胶质前体细胞的丢失、中枢神经系统凋亡增加。此外，VWM 的发病还可能与细胞应激状态下，激活折叠蛋白反应、星形细胞 - 小胶质细胞失交互作用，以及对细胞的氧化磷酸化有间接关系[12]。

【临床表现】

VWM 的临床表型差异大，累及所有年龄段人群，根据发病年龄和病程特点，可分为 5 种类型：先天型、婴儿型（发病年龄 ≤ 1 岁）、早期儿童型（发病年龄 2 ~ 4 岁）、青少年型（发病年龄 5 ~ 15 岁）、成人型（发病年龄 > 15 岁）[13]。发热、头部外伤等应激事件后，可出现发作性加重，疫苗接种也可导致病情进展[14]。

（1）先天型：胎儿期即出现症状，如胎动减少、宫内发育迟缓、羊水减少，出生后表现为喂养困难、呕吐、难治性癫痫、肌张力异常等，小头畸形、先天性白内障、肾脏发育不良、卵巢发育不良等多器官受累，病情进展迅速，常在 1 岁以内死亡[15]。

（2）婴儿型：1 岁内发病，常表现为肌张力低、惊厥、肢体痉挛、呼吸困难、呕吐、视力丧失、嗜睡、头围不增，多于 2 岁前死亡[16]。

（3）早期儿童型：又称为经典型 VWM，于 1 ～ 5 岁发病，多数患儿发病前发育正常，少数有轻度的语言或运动发育迟缓。多以运动功能倒退为主要表现，逐渐出现共济失调、肢体痉挛、构音障碍、惊厥等，在病程后期出现吞咽困难和视神经萎缩；头围多正常，外周神经通常不受累，智力受累相对较轻；病程进展差异大，同一家系中不同患者也可能存在差异，多数于几年内死亡，少数可存活数十年[16, 17]。

（4）青少年型：于 5 ～ 15 岁出现症状，表现为缓慢进展的痉挛性双瘫，智力相对正常，进展慢，甚至出现运动功能的逐渐恢复，但也有少数病例迅速进展而死亡。相较于儿童型患者突出的运动功能倒退，青少年型患者更常出现认知或精神问题[1]。

（5）成人型：该类型患者首发症状差异大、临床罕见，病情进展多缓慢，早期可表现为共济失调、精神行为异常、认知功能障碍等，其中早发性闭经、卵巢早衰是女性患者的重要特征。女性成人型患者家族中携带相同致病突变的男性即使经历了手术应激事件，也可无症状，造成这一差异的原因尚不明确[13]。

VWM 疾病严重程度及预后与发病年龄有关，起病越早，病情越重，进展越快，存活时间越短[17]。针对 VWM 患者自然病程的随访研究显示，1 岁前起病者病情进展最迅速，通常于数月内死亡，总体中位生存时间为 38 年，呼吸衰竭是导致死亡的主要原因[1]。我国一项关于 54 例 VWM 儿童自然病程的研究发现，总体 VWM 患儿的 1 年生存率为 81%，2 年生存率为 75%，15 年生存率为 45%；死亡中位年龄为 3 岁（7 个月～ 16 岁 4 个月），死亡中位病程为 1 年[3]。

VWM 患者的颅脑 MRI 典型表现：脑白质双侧、弥漫性和对称受累，T_1WI 呈低信号，T_2WI 呈高信号，无增强，"U" 形纤维、内囊、前连合和胼胝体外缘通常不受累，无症状患者中也能出现信号异常[18]。Stellingwerff 等[19]总结了 270 例 VWM 患者，发现在婴儿型及早期儿童型患者中，MRI 表现为迅速发展的脑白质液化，还可出现白质塌陷、脑室扩张；晚期儿童型或青少年型患者则表现为白质稀薄、囊性病变缓慢且不完全，常有胶质细胞增生；成人型 VWM 患者 MRI 以脑白质萎缩、胶质增生为主，而白质稀疏、囊性病变较轻或不存在。即发病年龄越早，脑白质衰变速度越快，且以囊性病变为主；发病年龄越晚，大脑以白质萎缩和胶质增生为主的情况越多。

【病例概况】

7 岁男孩，因"步态异常 1 年"就诊，6 岁前生长发育正常，但自幼容易摔跤。因打篮球不慎摔跤后出现步态异常，行走不稳，并逐渐进展，乏力，不能跑、仅能缓慢步行（图 4-4）。头颅 MRI 提示：两侧侧脑室周围、半卵圆中心及放射冠脑白质脱髓鞘。全外显子测序分析：EIF2B1 基因（NM 001414.3）：c.754-1G > A，c.702G > C（p.Lys234Asn），分别来源于父母。

【实验室检查】

由于该病导致多器官系统受累，应对患儿进行多方面评估，如进行智力测试、生长发育评估、运动功能评估、眼科检查、腹部及妇科超声、颅脑 MRI 等检查。

【诊断和鉴别诊断】

1. 诊断　2006 年 van der Knaap 等[20]提出了 VWM 的临床诊断标准：①早期精神、运动发育基本正常或轻度落后；②儿童期出现进行性神经系统功能倒退，发热或轻微头部外伤均可引起病情加重；③神经系统症状主要包括肢体痉挛及小脑共济失调；④头颅 MRI 表现为弥散对称性大脑白质受累，白

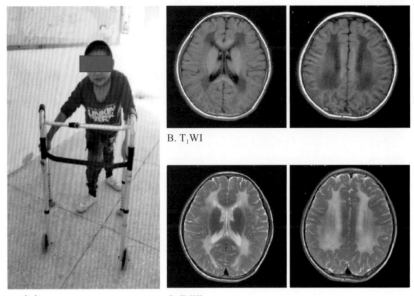

A. 患者　　　　　　　　　　C. T₂WI

图 4-4　白质消融性白质脑病患儿的临床表现

A. 患者出现运动功能逐渐倒退，行走不稳；B、C. 两侧侧脑室周围、半卵圆中心及放射冠见对称性、融合性大片状 T_1 低、T_2 稍高信号影，边界欠清

质异常在 T_1、T_2 及 FLAIR 像，逐渐演变为与脑脊液相同的信号。根据典型临床表现和特征性头颅 MRI 可做出临床诊断，但最终仍需结合基因诊断明确。

头颅 MRI 典型特征：①大脑白质弥漫性对称性受累，主要累及中央区及皮质下白质；②异常白质在 T_1、T_2 及 FLAIR 像逐渐变为与脑脊液相同的信号；③T_1 加权像及 FLAIR 像，在脑脊液样白质中见线状残存正常白质。

2. 鉴别诊断[2]

（1）该病需与遗传性脑白质疾病鉴别：如 X 连锁肾上腺脑白质营养不良（X-ALD）、异染性脑白质营养不良（MLD）、球形细胞脑白质营养不良（Krabbe 病）及中枢神经系统海绵样变性（Canavan 病）等，上述疾病头颅 MRI 白质无脑脊样信号改变，如 X-ALD、MLD、Krabbe 病及 Canavan 病患者，头颅 MRI 通常为广泛或弥漫性脑白质改变，但通常不伴有囊性变性，通过生化或酶学检查可辅助诊断。

（2）该病还需与急性播散性脑脊髓炎（ADEM）、病毒性脑炎等相鉴别：ADEM 病灶多为多灶性、不对称分布，且灰质、白质往往同时受累；病毒性脑炎则以灰质受累为主。对于难以鉴别的病例，基因突变检测为最终确诊手段。

【治疗】

目前 VWM 尚缺乏特效的治疗方法，临床上以对症支持治疗为主，如运动功能障碍（主要是痉挛和共济失调）的物理和康复治疗，癫痫发作、行为和情绪异常的药物治疗等，同时注意避免感染、外伤等。

【遗传咨询】

患者家庭再次生育时，受影响的个体有 25% 的概率患病，50% 的概率为无症状携带者，25% 的概率不受影响。因此，建议所有 VWM 患者及其家庭成员再生育时进行遗传咨询[21]，如有条件，可进行产前诊断。

（廖珍梅　范　歆）

【参考文献】

[1] Hamilton EMC, van der Lei HDW, Vermeulen G, et al. Natural history of vanishing white matter[J]. Ann Neurol, 2018, 84(2): 274-288.

[2] van der Knaap MS, Fogli A, Boespflug-Tanguy O, et al. Childhood Ataxia with central nervous system hypomyelination/vanishing white matter[J].GeneReviews® Internet, 2003.

[3] Zhou L, Zhang H H, Chen N, et al. Clinical features of 54 cases of leukoencephalopathy with vanishing white matter disease in children[J]. Zhonghua Er Ke Za Zhi, 2019, 57(11):837-843. Chinese.

[4] Zhang H, Dai L, Chen N, et al. Fifteen novel EIF2B1-5 mutations identified in Chinese children with leukoencephalopathy with vanishing white matter and a long term follow-up[J]. PLoS One, 2015, 10(3): e0118001.

[5] Zhang H, Dai L, Chen N,et al. Fifteen novel EIF2B1-5 mutations identified in Chinese children with leukoencephalopathy with vanishing white matter and a long term follow-up[J]. PLoS One, 2015, 10(3): e0118001.

[6] van der Lei HD, van Berkel CG, van Wieringen WN, et al. Genotype-phenotype correlation in vanishing white matter disease[J]. Neurology, 2010, 75(17): 1555-1559.

[7] Deng J,Zhou L,Zhang J,et al.Correlation between genotype and age of onset in leukoencephalopathy with vanishing white matter[J]. Front Genet, 2021, 12: 729777.

[8] Kashiwagi K, Shigeta T, Imataka H, et al. Expression, purification, and crystallization of Schizosaccharomyces pombe eIF2B[J].J Struct Funct Genomics,2016,17(1):33-38.

[9] Hettiaracchchi D, Neththikumara N, Pathirana BAPS, et al. A novel mutation in the EIF2B4 gene associated with leukoencephalopathy with vanishing white matter[J].Case Rep Pediatr, 2018, 2018: 2731039.

[10] Raini G, Sharet R, Herrero M, et al. Mutant eIF2B leads to impaired mitochondrial oxidative phosphorylation in vanishing white matter disease[J]. J Neurochem, 2017, 141(5): 694-707.

[11] Keefe MD, Soderholm HE, Shih H Y, et al. Vanishing white matter disease expression of truncated EIF2B5 activates induced stress response[J]. Elife, 2020, 9: e56319.

[12] Bugiani M,Vuong C,Breur M, et al. Vanishing white matter: a leukodystrophy due to astrocytic dysfunction[J]. Brain Pathol, 2018, 28(3): 408-421.

[13] Wei C, Qin Q, Chen F,et al. Adult-onset vanishing white matter disease with the EIF2B2 gene mutation presenting as menometrorrhagia[J]. BMC Neurol, 2019, 19(1): 203.

[14] Takano K, Tsuyusaki Y, Sato M, et al. A Japanese girl with an early-infantile onset vanishing white matter disease resembling Cree leukoencephalopathy[J]. Brain Dev, 2015, 37(6): 638-642.

[15] van der Knaap MS, van Berkel CG, Herms J,et al. eIF2B-related disorders: antenatal onset and involvement of multiple organs[J]. Am J Hum Genet, 2003, 73(5): 1199-1207.

[16] Valálik I, van der Knaap MS, Scheper GC, et al. Long-term tremor control with bilateral Vim-DBS in vanishing white matter disease[J].Parkinsonism Relat Disord, 2012, 18(9): 1048-1050.

[17] Klingelhoefer L, Misbahuddin A, Jawad T, et al. Vanishing white matter disease presenting as opsoclonus myoclonus syndrome in childhood: a case report and review of the literature[J].Pediatr Neurol, 2014, 51(1): 157-164.

[18] Fontenelle LM, Scheper GC, Brandão L,et al. Atypical presentation of vanishing white matter disease[J]. Arq Neuropsiquiatr, 2008, 66(3A): 549-551.

[19] Stellingwerff MD, Al-Saady ML,van de Brug T, et al.MRI natural history of the leukodystrophy vanishing white matter[J]. Radiology, 2021, 300(3): 671-680.

[20] van der Knaap MS, Pronk JC, Scheper GC. Vanishing white matter disease[J]. The Lancet Neurology, 2006, 5(5): 413-423.

[21] Kami A, Langari A, Gharib M H, et al. Leukoencephalopathy with vanishing white matter disease: a case report study[J]. Ann Med Surg (Lond), 2023, 85(8): 4087-4091.

第十二节　瓜氨酸血症Ⅰ型

【概述】

瓜氨酸血症Ⅰ型（citrullinemia type 1, CTLN1；OMIM#215700）是一种罕见的尿素循环障碍、常染色体隐性遗传病，由精氨酸琥珀酸合成酶（argininosuccinate synthetase, ASS）的缺陷引起。ASS 的缺陷导致氨在体内蓄积，导致高氨血症，而瓜氨酸及其他尿素循环的副产物在血液、尿液及脑脊液中累积。其临床特征是高氨血症导致的神经、精神症状，表现多样，严重程度不一。根据临床表现，CTLN1 可分为 4 种类型：急性新生儿型（经典型）、迟发型、妊娠相关型和无症状型[1, 2]。

【流行病学】

CTLN1 是先天性尿素循环障碍疾病中发病率仅次于鸟氨酸氨甲酰转移酶缺乏症的疾病，总体发病率约为 1 : 22 000[3]。CTLN1 发病率存在人群差异。研究表明，CTLN1 在韩国人群中发病率约为 1 : 22 150[4]，在新西兰约为 1 : 200 000[5]，在澳大利亚约为 1 : 77 811[6]，在美国约为 1 : 117 000[7]，在我国台湾地区约为 1 : 118 543[8]。

【遗传学】

CTLN1 的致病基因是 ASS1（精氨酸琥珀酸合成酶基因）。ASS1 基因位于 9q43.1，长度为 63kb，共包含 16 个外显子，从第 3 号外显子开始翻译，共编码 412 个氨基酸，编码的蛋白质分子量为 186kDa[9]。目前，HGMD 数据库中已经收录了 200 多种 ASS1 基因变异，分布在各外显子上，绝大多数为错义突变和无义变异，最常见的变异为 p.Gly390Arg，其他的较为常见的变异有 p.Arg157His、p.Arg304Trp、p.Gly324Ser 和 p.Arg363Trp，这些变异常导致经典型 CTLN1，而 p.Trp179Arg、p.Tyr190Asp、p.Ala202Glu、p.Val263Met 和 p.Val269Met 等变异常导致迟发型 CTLN1[9, 10]。

【发病机制】

ASS1 基因编码的精氨酸代琥珀酸合成酶是尿素循环的限速酶（EC 6.3.4.5），其生物学功能是在 ATP 的供能下，将瓜氨酸及天冬氨酸催化合成为精氨基琥珀酸盐[11]。当 ASS1 基因变异后，导致瓜氨酸无法转化成精氨基琥珀酸盐，瓜氨酸在体内异常累积，引起患者血、尿和脑脊液中瓜氨酸均升高。同时，限速酶的缺陷也导致尿素循环障碍，引起旁路代谢，导致高氨血症，严重者可导致脑水肿而危及生命。

【临床表现】

CTLN1 的症状多样，严重程度不一。根据临床表现，CTLN1 可分为四种类型：急性新生儿型（经典型）、迟发型、妊娠相关型和无症状型。

1. 急性新生儿型（经典型）CTLN1　急性新生儿型患者出生时通常无症状，但在出生后 1 周内出现明显临床症状，表现为嗜睡、喂养困难、呕吐、昏迷等，血液检查通常发现瓜氨酸及氨含量明显升高。严重者病情发展迅速，伴随着高氨血症的发展，出现肝衰竭、脑水肿、循环障碍、惊厥、呼吸衰竭、瞳孔固定、昏迷等，甚至死亡[12]。经及时治疗的急性新生儿型患者通常会遗留神经系统方面的后遗症，如注意力缺陷、认知障碍、粗大运动发育迟缓等。

典型病例：患者，女，5 日龄，因"反应差 5 天余"入院。患儿系 G2P2，顺产出生，Apgar 评分 10 分 -10 分 -10 分。出生体重 3300g。出生后母乳喂养，反应差，喜睡觉，哭声弱，拒奶，不吸吮，偶吐奶，无腹

胀 / 腹泻，无发热、抽搐等。体格检查：嗜睡，皮肤巩膜黄染，无特殊面容，心肺查体未见异常，腹部外形正常，腹软，全腹无压痛，未触及包块，肝脏肋下未触及。四肢活动可，握持反射减弱，吸吮、觅食、拥抱反射未引出。辅助检查：血氨 564.0μmol/L。肝功能：ALT、AST 升高，血糖正常。血串联质谱结果（图 4-5）：瓜氨酸明显升高。基因检测：*ASS1* 基因 c.1087 C > T（p.Arg363Trp），c.953del（p.Phe317LeufsTer59），分别来源

于父亲和母亲（图 4-6）。

2. 迟发型 CTLN1 迟发型 CTLN1 患者发病较晚，症状较急性新生儿型轻，神经系统的表现为高氨血症发作症状，包括头痛、惊厥、嗜睡、共济失调、言语不清等。部分患者出现肝大、转氨酶升高、肝衰竭等肝功能异常[13]。大部分 CTLN1 患者均以神经系统相关症状为首发临床表现，但也有个别迟发型 CTLN1 以肝功能异常为首发临床表现[14]。

检测项目	结果（μmol/L）	参考范围	检测项目	结果（μmol/L）	参考范围
丙氨酸	746.78	140 ～ 700	十八二烯酰基肉碱	0.05	0.05 ～ 0.7
精氨酸	26.2	1 ～ 40	3- 羟基十八烷酰基肉碱	0.01	0 ～ 0.04
瓜氨酸	1417.63	7 ～ 45	Ala/Cit	0.53	7 ～ 50
甘氨酸	544.41	150 ～ 900	Arg/Orn	0.26	0.01 ～ 0.5
亮氨酸 + 异亮氨酸	137.11	80 ～ 370	Arg/Phe	0.42	0.02 ～ 1
蛋氨酸	217.89	11 ～ 50	Phe/Tyr	0.32	0.15 ～ 1.4
鸟氨酸	101.76	40 ～ 300	Val/Phe	2.13	1.2 ～ 5
苯丙氨酸	62.26	30 ～ 115	Met/Phe	3.5	0.2 ～ 0.8
脯氨酸	249.69	100 ～ 480	Cit/Arg	54.11	0.3 ～ 8.5
酪氨酸	197.03	40 ～ 370	Cit/Phe	22.77	0.1 ～ 0.7
缬氨酸	132.68	70 ～ 320	Leu+Ile/Phe	2.2	1.5 ～ 6
游离肉碱	6.08	8 ～ 50	Leu+Ile/Tyr	0.7	0.4 ～ 4
乙酰基肉碱	12.24	7 ～ 45	Met/Cit	0.15	0.5 ～ 4.5
丙酰基肉碱	0.74	0.4 ～ 4.8	Orn/Cit	0.07	2.5 ～ 20
C3DC+C4OH	0.14	0.01 ～ 0.35	Gly/Phe	8.74	3.5 ～ 20
丁酰基肉碱	0.11	0.07 ～ 0.4	Tyr/Phe	3.16	0.7 ～ 6
C4DC+C5OH	0.12	0.1 ～ 0.55	C0/(C16+C18)	3.65	1.5 ～ 40
异戊酰基肉碱	0.04	0.03 ～ 0.4	C3/C0	0.12	0.02 ～ 0.25
甲基巴豆酰基肉碱	0.03	0 ～ 0.05	C3/C2	0.06	0.04 ～ 0.22
C5DC+C6OH	0.09	0.04 ～ 0.27	C3/Met	0	0 ～ 0.3
己酰基肉碱	0.03	0 ～ 0.12	(C3DC+C4OH)/C4	1.23	0.15 ～ 1.5
己二酰基肉碱	0.02	0 ～ 0.06	(C3DC+C4OH)/C10	3.78	0.3 ～ 2.8
辛酰基肉碱	0.04	0.01 ～ 0.22	C4/C2	0.01	0 ～ 0.03
辛烯酰基肉碱	0.04	0 ～ 0.35	C4/C3	0.15	0.03 ～ 0.35
癸酰基肉碱	0.04	0.02 ～ 0.3	(C4DC+C5OH)/C0	0.02	0 ～ 0.04
癸烯酰基肉碱	0.02	0.02 ～ 0.22	(C4DC+C5OH)/C8	3.29	1 ～ 15
癸二烯酰基肉碱	0.02	0 ～ 0.12	C5/C0	0.01	0 ～ 0.03
十二烷酰基肉碱	0.04	0.01 ～ 0.35	C5/C2	0	0 ～ 0.03
十二烯酰基肉碱	0.03	0 ～ 0.25	C5/C3	0.06	0.02 ～ 0.35
十四烷酰基肉碱	0.1	0.03 ～ 0.42	(C5DC+C6OH)/(C4DC+C5OH)	0.73	0.15 ～ 1.3
十四烯酰基肉碱	0.08	0.01 ～ 0.28	(C5DC+C6OH)/(C3DC+C4OH)	0.62	0.5 ～ 3.5
十四二烯酰基肉碱	0.01	0 ～ 0.07	C8/C2	0	0 ～ 0.02
3- 羟基十四烷酰基肉碱	0.01	0 ～ 0.05	C14:1/C2	0.01	0 ～ 0.02
十六烷酰基肉碱	1.38	0.4 ～ 7	C14:1/C16	0.06	0 ～ 0.11
十六烯酰基肉碱	0.1	0.02 ～ 0.45	C16OH/C16	0.02	0 ～ 0.12
3- 羟基十六烷酰基肉碱	0.02	0 ～ 0.15	(C16+C18:1)/C2	0.16	0.07 ～ 0.35
3- 羟基十六烯酰基肉碱	0.02	0 ～ 0.09	Pro/Phe	4.01	1.5 ～ 8
十八烷酰基肉碱	0.29	0.18 ～ 1.7	(C0+C2+C3+C16+C18:1)/Cit	0.01	0.8 ～ 8.5
十八烯酰基肉碱	0.52	0.35 ～ 2.7	Phe/(C3+C16)	29.33	5.5 ～ 55
3- 羟基十八烯酰基肉碱	0.01	0 ～ 0.05			

图 4-5 经典型 CTLN1 患者血串联质谱结果，提示瓜氨酸显著升高

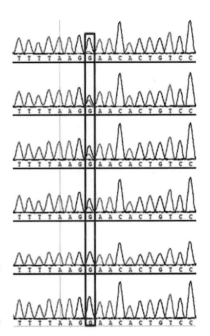

先证者外周血
检测到 c.1252G ＞ A 杂合变异

先证者头发
检测到 c.1252G ＞ A 杂合变异

先证者口腔黏膜（左）
检测到 c.1252G ＞ A 杂合变异

先证者口腔黏膜（右）
检测到 c.1252G ＞ A 杂合变异

先证者父亲外周血
未检测到 c.1252G ＞ A 杂合变异

先证者母亲外周血
未检测到 c.1252G ＞ A 杂合变异

图 4-6　CTLN1 患者家系基因检测结果

3.妊娠相关型 CTLN1　部分 CTLN1 女性患者在妊娠期或产后可出现高氨血症发作或严重的急性肝功能失代偿等症状，甚至出现昏迷、死亡。CTLN1 也可能与产后精神或心理疾病的发生发展相关[15]。

4.无症状型 CTLN1　部分经生化检测和基因诊断明确为 CTLN1 的患者并未出现相关临床症状，称为无症状型 CTLN1。

【实验室检查】

1.常规生化检查　肝功能检测、血氨测定、血串联质谱分析、尿气相 - 质谱分析、ASS 酶活性分析及 ASS1 基因检测[16]。急性期 CTLN1 患者的血氨可高达 1000 ～ 3000μmol/L；肝功能检测出现 ALT、AST、总胆红素、直接胆红素升高，部分患者伴有血尿素氮及肌酐升高。

2.特殊代谢产物筛查　血串联质谱分析可发现瓜氨酸显著升高，并伴赖氨酸、丙氨酸和谷氨酰胺水平升高，精氨酸和鸟氨酸水平降低；尿气相 - 质谱分析可发现乳清酸、尿嘧啶升高；对患者皮肤成纤维细胞中的

ASS 酶活性进行检测，可发现酶活性降低。

3.基因检测　对于高度疑似该病的患者，可通过 Sanger 测序法对 ASS1 基因进行检测，也可行代谢性疾病检测 Panel 或全外显子测序分析，有助于诊断。检出 ASS1 基因纯合或复合杂合变异。

【诊断和鉴别诊断】

1.诊断　CTLN1 诊断主要依据临床症状和实验室检查[17]。对于瓜氨酸显著升高者，需要进一步完善血氨测定，如血氨显著升高（高于 150μmol/L）。尤其当瓜氨酸显著高于 1000μmol/L，精氨酸琥珀酸、精氨酸和鸟氨酸显著下降，丙氨酸升高，尿乳清酸及尿嘧啶升高时，可确诊为 CTLN1。

对于出现喂养困难、呕吐、嗜睡、惊厥、昏迷等严重神经系统症状的患者，建议进一步完善血氨、血、尿串联质谱筛查。对于临床表现轻、生化检查结果位于临界值、疑似 CTLN1 的患者，可通过基因检测来确定诊断。

2.鉴别诊断[17]　该病需与导致血氨升高的多种代谢性疾病相鉴别（表 4-6）。

表 4-6　CTLN1 鉴别诊断及鉴别要点

疾病	遗传方式	致病基因	重叠于 CTLN1 的表型	区别于 CTLN1 的表型
瓜氨酸血症Ⅱ型	AR	SCL25A13	瓜氨酸水平升高； 神经系统相关症状； 肝功能异常	肝大、黄疸； 血氨和瓜氨酸水平略低于 CTLN1； 神经系统相关症状较轻
鸟氨酸氨甲酰基转移酶缺乏症	XL	OTC	高氨血症相关症状	瓜氨酸水平降低或正常
精氨基琥珀酸尿症	AR	ASL	瓜氨酸水平升高； 高氨血症相关症状	精氨基琥珀酸浓度显著性升高； 瓜氨酸水平在 $100 \sim 300\mu mol/L$
氨甲酰磷酸合成酶 1 缺乏症	AR	CPS1	高氨血症相关症状	瓜氨酸水平降低
二氢硫辛酰胺脱氢酶缺乏症	AR	DLD	瓜氨酸水平升高； 嗜睡、癫痫、共济失调等神经系统症状	代谢性酸中毒； 乳酸水平升高； 肌肉痉挛、虚弱和肌酸激酶升高等肌病
丙酮酸羧化酶缺乏症	AR	PC	瓜氨酸水平升高； 高氨血症	发育迟缓； 代谢性酸中毒； 乳酸血症

注：AR. 常染色体隐性遗传；XL. X 连锁遗传

【治疗】

CTLN1 的治疗方法包括饮食治疗、药物治疗、血液透析及肝移植等。

1. 饮食治疗　CTLN1 患者需要在长期低蛋白饮食的前提下，提供足量液体及热量，减少体内蛋白质分解，预防高氨血症的发作[18]，同时使其生长发育尽可能接近正常。

2. 药物治疗　通过静脉注射或口服给予苯甲酸钠、苯丁酸盐及精氨酸降血氨；同时，适量给予左旋肉碱，预防因降血氨药物治疗导致的继发性肉碱缺乏症。

3. 血液透析　对于药物治疗不理想的高氨血症，可考虑进行血液透析降低血氨。一般认为，如果患者血氨持续高于 $400\mu mol/L$，需要考虑血液透析或血浆置换。

4. 肝移植治疗　肝移植为治愈 CTLN1 的有效方法[19]，手术可纠正代谢紊乱，但不能逆转已发生的神经系统损害。近年来，国内外已有多例 CTLN1 患者进行了肝移植[19, 20]，肝移植可明显地逆转代谢失代偿并提高了生活质量。

【遗传咨询】

CTLN1 为常染色体隐性遗传病，患者通常携带 ASS1 基因的致病性纯合变异或复合杂合变异，其父母通常为携带杂合变异的携带者。已生育 CTLN1 患者的父母再次生育时，下一代有 25% 的概率为 CTLN1 患者，50% 的概率为携带者，25% 的概率为正常的野生型。因此，对于已生育 CTLN1 患者的父母，再生育时有必要进行产前诊断，或采用植入前遗传学检测的方法进行干预。

【预防】

对于常染色体隐性遗传病，均应避免近亲结婚。对于 CTLN1 高危胎儿，可采用基因检测或测量羊水中瓜氨酸、鸟氨酸和精氨酸浓度的方法进行产前诊断。采用串联质谱或基因筛查的方法进行新生儿疾病筛查，有助于在症状前确诊，尽早进行干预和治疗，可有效避免出现严重的临床症状[21]。

（谢波波　范　歆）

【参考文献】

[1] Kölker S, Garcia-Cazorla A, Valayannopoulos V, et al. The phenotypic spectrum of organic acidurias and urea cycle disorders. Part 1: the initial presentation[J].J Inherit Metab Dis, 2015, 38(6): 1041-1057.

[2] Häberle J, Vilaseca MA, Meli C, et al. First manifestation of citrullinemia type I as differential diagnosis to postpartum psychosis in the puerperal period[J]. Eur J Obstet Gynecol Reprod Biol, 2010, 149(2): 228-229.

[3] Posset R, Kölker S, Gleich F, et al. Severity-adjusted evaluation of newborn screening on the metabolic disease course in individuals with cytosolic urea cycle disorders[J]. Mol Genet Metab, 2020, 131(4): 390-397.

[4] Yoon HR, Lee KR, Kim H, et al. Tandem mass spectrometric analysis for disorders in amino, organic and fatty acid metabolism: two year experience in South Korea[J]. Southeast Asian J Trop Med Public Health, 2003, 34(Suppl 3): 115-120.

[5] Marsden D. Expanded newborn screening by tandem mass spectrometry: the Massachusetts and New England experience[J]. Southeast Asian J Trop Med Public Health, 2003, 34(Suppl 3): 111-114.

[6] Kasper DC, Ratschmann R, Metz TF, et al. The National Austrian Newborn Screening Program-Eight years experience with mass spectrometry. Past, present, and future goals[J].Wien Klin Wochenschr, 2010, 122(21): 607-613.

[7] Summar ML, Koelker S, Freedenberg D, et al. The incidence of urea cycle disorders[J].Mol Genet Metab, 2013, 110(1-2): 179-180.

[8] Niu DM, Chien YH, Chiang CC, et al. Nationwide survey of extended newborn screening by tandem mass spectrometry in Taiwan[J]. J Inherit Metab Dis, 2010,33(Suppl 2):S295-S305.

[9] Diez-Fernandez C, Rüfenacht V, Häberle J. Mutations in the human argininosuccinate synthetase (ASS1) gene, impact on patients, common changes, and structural considerations[J]. Hum Mutat, 2017, 38(5): 471-484.

[10] Engel K, Höhne W, Häberle J. Mutations and polymorphisms in the human argininosuccinate synthetase (ASS1) gene[J]. Hum Mutat, 2009, 30(3): 300-307.

[11] Häberle J, Pauli S, Linnebank M, et al. Structure of the human argininosuccinate synthetase gene and an improved system for molecular diagnostics in patients with classical and mild citrullinemia[J]. Hum Genet, 2002, 110(4): 327-333.

[12] Matsumoto S, Häberle J, Kido J, et al. Urea cycle disorders-update[J].J Hum Genet, 2019, 64(9): 833-847.

[13] Rüegger CM, Lindner M, Ballhausen D, et al. Cross-sectional observational study of 208 patients with non-classical urea cycle disorders[J].J Inherit Metab Dis, 2014, 37(1): 21-30.

[14] Lee BH, Kim YM, Heo SH, et al. High prevalence of neonatal presentation in Korean patients with citrullinemia type 1, and their shared mutations[J]. Mol Genet Metab, 2013, 108(1): 18-24.

[15] Zhou Y, Dou X, Zhang C, et al. Hyperammonemia in a pregnant woman with citrullinemia type I: a case report and literature review[J]. BMC Pregnancy Childbirth, 2022, 22(1): 950.

[16] 顾学范. 临床遗传代谢病 [M]. 北京：人民卫生出版社,2015.

[17] Quinonez SC, Lee KN. Citrullinemia Type I. 2004 Jul 7[Updated 2022 Aug18]. In: Adam MP, Feldman J, Mirzaa GM, et al. editors. GeneReviews®[Internet].Seattle (WA):University of Washington, Seattle; 1993-2024. Available from:https://www.ncbi.nlm.nih.gov/books/NBK1458/.

[18] Shibuya M, Iwamoto R, Kimura Y, et al. Anesthetic management of a patient with

citrullinemia type I during dental treatment[J]. Anesth Prog, 2021, 68(3): 158-162.

[19] Liu Y, Luo Y, Xia L, et al. Outcome of liver transplantation for neonatal-onset citrullinemia type I[J]. Transplantation, 2021, 105(3): 569-576.

[20] Vara R, Dhawan A, Deheragoda M, et al. Liver transplantation for neonatal-onset citrullinemia[J]. Pediatr Transplant, 2018, 22(4): e13191.

[21] Bruni L, Cassio A, Di Natale V, et al. A case of acrodermatitis dysmetabolica in a child affected by citrullinemia type I: when early diagnosis and timely treatment are not enough[J]. Children(Basel), 2023, 10(9): 1491.

第十三节　糖原贮积病Ⅵ型

【概述】

糖原贮积病Ⅵ型（glycogen storage disease type Ⅵ，GSD Ⅵ型；OMIM# 232700）于1959年被首次报道[1]，是一种常染色体隐性遗传的罕见病，为由肝脏糖原磷酸化酶活性缺陷所致的糖原代谢障碍，主要累及肝脏，具有广泛临床异质性[2]。典型临床表现包括肝脏增大伴血清转氨酶升高、高脂血症和生长不良，酮症性低血糖，但症状较轻，常因食欲差或其他原因导致长时间空腹时，发生低血糖。

【流行病学】

全国已报道的GSD Ⅵ型患病率为1/1 000 000～1/65 000，其中1/100 000最被认可[1]。

【遗传学】

GSD Ⅵ型属常染色体隐性遗传病，由定位于14q21-q22.3的*PYGL*基因突变导致[1]。该基因全长40kb，含有20个外显子，编码847个氨基酸，与肝糖原磷酸化酶的合成有关[3]。已报道的突变超过157种，包括115个错义突变、15个剪切突变、14个无义突变、13个移码突变等。

【发病机制】

*PYGL*基因编码的肝脏糖原磷酸化酶是一种同型二聚体，具有调节和催化功能，可以催化糖原分子支链上的α（1→4）糖苷键断裂，释放葡萄糖-1-磷酸。该酶主要在肝脏表达，是糖原降解的限速步骤；其调节功能区含有磷酸化多肽和AMP结合位点，能与磷酸化激酶、变构效应物和磷酸酶相互作用；催化功能区则与糖原结合。当肝脏糖原磷酸化酶缺乏时，葡萄糖-1-磷酸不能从糖原分子上分解出来，大分子糖原在肝脏中贮积，造成肝脏肿大。另外，由于糖原分解障碍，出现低血糖。

此外，肝脏糖原磷酸化酶缺陷不影响糖异生过程，因此低血糖通常不明显[1]。

【临床表现】

GSD Ⅵ型患者临床表现广泛、严重程度不等，表型从轻度（肝大和转氨酶升高）到重度（低血糖、身材矮小、轻度粗大运动发育迟缓、进行性肝病和肝硬化）不等[4, 5]。相对于其他类型的GSD，GSD Ⅵ型总体症状较轻，但个别病例可病情严重[1]。

GSD Ⅵ型患者婴儿期常有肝脏增大、腹胀和生长发育落后，空腹低血糖症状常不明显，当伴随其他疾病而影响进食时，易出现低血糖[1, 2, 6]。极少数患者可出现肝脏增大，伴明显空腹低血糖[1]；个别病例无肝脏肿大，仅有酮症性低血糖[6]。

该病患儿通常智力正常，但部分病例可出现运动发育落后，尤其是未经治疗的患儿[1]；青春期时可出现高尿酸血症[7]；成人患者通常没有症状。其他少见临床表现包括[1, 4, 6]多囊卵巢综合征、无症状性左心室和室间隔肥厚、肝细胞癌等。

【实验室检查】

1. 血生化检查[2]　空腹血糖正常或轻度降低，血酮体升高，大部分患者转氨酶和血脂可轻度升高，前白蛋白减少，部分患者出现餐后高乳酸血症，肌酸激酶常正常；青春期出现血尿酸升高。

2.磷酸化酶活性　GSD患者血细胞中磷酸化酶活性可正常，因此血磷酸化酶活性正常不能排除该病[1]，可考虑在冷冻肝活检组织中测定糖原磷酸化酶活性。

【影像学检查】

1.超声心动图　建议患儿5岁后每1～2年进行一次超声心动图检查，了解有无心肌受累[1,4]。

2.腹部B超　不同程度的肝大，回声增强[4]。

【组织病理检查】

肝脏穿刺病理检查：如肝大合并其他临床特征，怀疑GSD Ⅵ型时，不建议常规进行肝活检[1]；如确需行肝活检，组织病理常见肝糖原含量增加，约1/3可见肝纤维化，少部分尚可见早期肝硬化[2,5]。

【遗传学检查】

基因突变分析：通过DNA分析诊断，可以避免肝活检侵入性手术，选择针对糖原贮积病相关基因的测序包，必要时选择全外显子测序分析。

【诊断和鉴别诊断】

当患儿出现不明原因的肝脏增大，伴生长发育落后，肝功能异常、血糖正常或偏低时，需排除GSD Ⅵ型，并注意与导致肝大相关的其他形式的GSD鉴别[1]。但由于GSD Ⅵ型临床症状广泛，且非特异性，仅凭临床表现，往往无法与其他肝病性GSD区分[1]，需进一步获取确诊依据，鉴别诊断如表4-7所示。

由于肝脏穿刺肝细胞磷酸化酶活性测定为有创检查，且酶活性检测方法受多种因素影响，所以目前*PYGL*基因突变分析还是主要的确诊方法。

【病例概况】

患儿，女，7岁4个月，因"生长迟缓7年余"就诊，患儿系G1P1，妊娠35周顺产出生，出生时体重2.6kg，出生后体格生长发育较同龄人落后，运动、语言、智力发育与同龄人相仿，无抽搐、头晕、乏力等。

表4-7　GSD Ⅵ型与其他有肝病表型GSD的鉴别

	GSD 0型	GSD Ⅰ型	GSD Ⅲ型	GSD Ⅳ型	GSD Ⅸ型
与GSD Ⅵ型类似的特征	空腹酮性低血糖，餐后高血脂、乳酸血症，AST及ALT升高	生长落后、肝大、空腹低血糖、AST及ALT升高、高脂血症、年长儿高尿酸血症	生长落后、肝大、空腹低血糖，AST及ALT升高、高脂血症	肝大，AST及ALT升高，凝血酶原时间延长，白蛋白低	生长落后、肝大、空腹低血糖和酮症，AST及ALT升高，肝组织糖原磷酸化酶活性降低
与GSD Ⅵ型鉴别的特征	胃肠道症状，餐后高血糖，无肝大，远期并发症少见	娃娃脸、向心性肥胖、皮下黄色瘤、出血障碍、部分病例反复感染、中性粒细胞减少、肝腺瘤、肾脏增大	低血糖通常不太严重，有酮症，无高乳酸血症和高尿酸血症，轻度脾大，可有心肌病	胆红素、血氨升高，门静脉高压及肝衰竭，直到肝病末期才出现低血糖、脾大、肌无力	女性患者多囊卵巢发生率增加，血乳酸、尿酸正常
胰高血糖素刺激试验反应	空腹血糖无反应，乳酸升高；餐后2小时血糖正常或出现高血糖	空腹血糖无反应，乳酸升高；Ⅰa型餐后刺激血糖无反应	空腹血糖无反应；餐后刺激血糖进一步升高	空腹血糖无反应	空腹血糖无反应

注：胰高血糖素刺激试验正常反应为空腹刺激血糖升高＞1.5mmol/L，餐后2小时刺激血糖进一步升高

1 个月前体检发现血糖低，乳酸升高。体格检查（图 4-7）：身高 99.2cm（－5.0SD），15.8kg（－3.2SD），腹部膨隆，肝大；辅助检查：空腹血糖 3.66mmol/L，转氨酶显著升高，乳酸 1.84mmol/L，三酰甘油 2.46mmol/L，ALT 186U/L，AST 116U/L，前白蛋白 195.5mg/L，口服糖耐量试验乳酸较基础值升高明显；肝脏超声提示肝大，肝实质回声增强，脾脏、肾脏形态未见异常；骨龄发育迟缓；全外显子测序分析及 MLPA 检测提示：PYGL 基因 c.6.2467C ＞ T（p.Gin823Ter），点突变源于母亲；Exon 15-Exon 19 的杂合缺失来源不明。诊断：GSD Ⅵ型。治疗：经饮食调整，口服生玉米淀粉，转氨酶下降至正常范围，血糖、乳酸在正常范围，治疗期间生长速率每年 5 ～ 6cm。

【治疗】

该病的治疗原则是预防低血糖和改善生长发育，通过营养治疗改善代谢，预防低血糖、酮症和肝大，避免身材矮小、肝硬化等[1]。

避免长时间禁食，在发热、胃肠道疾病时保障能量摄入，避免代谢危机，谨慎使用可能导致低血糖或肝损伤的药物[1]。

一般营养建议[1]如下。

（1）蛋白质摄入：提供蛋白质 2 ～ 3g/kg 或占总热量的 20%～ 25%，分布于一日多餐，注意睡前及体育活动前进食；当疾病或应激情况下摄入量不足时，蛋白质补充剂有助于满足需求[4]。

（2）碳水化合物摄入：提供总热量的 45%～ 50%，每餐食用复合碳水化合物，以提供持续的葡萄糖来源。限量食用单糖含量高的食物，以避免过量的糖原储存，防止血糖和胰岛素水平的突然波动。对于有空腹低血糖的患者，建议少食多餐，生玉米淀粉推荐用于低血糖和生长落后的患者[4]，每次 1.5 ～ 2g/kg，每天 1 ～ 3 次，以维持血糖和避免酮体升高。患者即使没有空腹低血糖，也建议晚上睡前口服生玉米淀粉（每次 1.5 ～ 2g/kg）一次。

（3）脂肪摄入：提供总热量的 30% 左右，包括多不饱和脂肪酸和单不饱和脂肪酸，饱和脂肪提供总热量 ＜ 10%，胆固醇应限制 ＜ 300mg/d。

经饮食治疗，大部分患儿可维持代谢稳定，转氨酶恢复正常，但部分患者仍存在持续性高三酰甘油血症[8]。成年女性患者在妊娠期间需注意维持正常血糖，以防止由于反调节激素的激活致脂肪分解和酮症，继而导致胎儿死亡[1]。

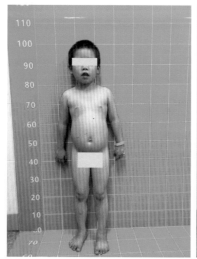
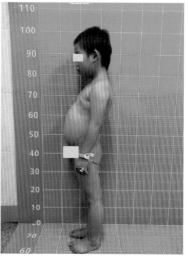

图 4-7　GSD Ⅵ型患儿明显身材矮小、腹部稍隆起

针对生长迟缓的干预，生长激素治疗可能导致 GSD 肝腺瘤的发生，并可能加剧酮体的形成，生长激素治疗并不作为常规推荐[1]。如出现肝大，应避免接触性运动[1]。

【遗传咨询】

该病为常染色体隐性遗传病，当先证者确诊后，建议为患儿的父母及受其影响的家族成员提供遗传咨询。先证者明确致病变异后，先证者母亲若再次妊娠，可通过对胎儿绒毛膜样本、羊水细胞进行致病基因变异分析，提供产前遗传咨询。

【预防】

避免近亲婚配。如果致病变异已经确定，植入前遗传学诊断（PGD）也是一种选择。建议在妊娠前评估遗传风险、携带者状态和产前检测适用性[1]。

（李　川　范　歆）

【参考文献】

[1] Kishnani PS, Goldstein J, Austin SL,et al. Diagnosis and management of glycogen storage diseases typeⅥ and Ⅸ : a clinical practice resource of the American College of Medical Genetics and Genomics (ACMG)[J]. Genet Med, 2019, 21(4): 772-789.

[2] Grünert SC, Hannibal L, Spiekerkoetter U. The phenotypic and genetic spectrum of glycogen storage disease type Ⅵ [J]. Genes (Basel), 2021, 12(8): 1205.

[3] Beauchamp NJ,Taybert J,Champion MP,et al.High frequency of missense mutations in glycogen storage disease type Ⅵ [J]. J Inherit Metab Dis, 2007, 30(5): 722-734.

[4] Roscher A, Patel J, Hewson S, et al. The natural history of glycogen storage disease types Ⅵ and Ⅸ : long-term outcome from the largest metabolic center in Canada[J].Mol Genet Metab, 2014, 113(3): 171-176.

[5] Lu SQ, Feng JY, Liu J, et al. Glycogen storage disease type Ⅵ can progress to cirrhosis: ten Chinese patients with GSD Ⅵ and a literature review[J]. J Pediatr Endocrinol Metab, 2020, 33(10): 1321-1333.

[6] Massese M,Tagliaferri F, Dionisi-Vici C, et al. Glycogen storage diseases with liver involvement: a literature review of GSD type 0, Ⅳ , Ⅵ , Ⅸ and Ⅺ [J]. Orphanet J Rare Dis, 2022, 17(1): 241.

[7] Luo X, Duan Y, Fang D, et al. Diagnosis and follow-up of glycogen storage disease (GSD) type Ⅵ from the largest GSD center in China[J]. Hum Mutat, 2022, 43(5): 557-567.

[8] Aeppli TR, Rymen D, Allegri G, et al. Glycogen storage disease type Ⅵ : clinical course and molecular background[J]. Eur J Pediatr, 2020, 179(3): 405-413.

第十四节　高鸟氨酸血症 – 高氨血症 – 同型瓜氨酸尿症综合征

【概述】

高鸟氨酸血症 - 高氨血症 - 同型瓜氨酸尿症综合征（hyperornithinemia-hyperammonemia-homocitrullinuria syndrome，HHH 综合征，MIM#238970）是一种罕见的由 *SLC25A15* 基因致病性变异引起的常染色体隐性遗传病，该基因位于染色体 13q14.11，全长 23kb，包含 7 个外显子，表达 1 型鸟氨酸转运体（ornithine carrier 1，ORC1），肝脏表达水平最高，其次为胰腺及成纤维细胞，位于线粒体膜上[1]。

【流行病学】

HHH 综合征的发病率极低，自 Shih 等于 1969 年首次报道该病以来，全世界仅报道 100 多例，欧美地区发病率约为 1/350 000，男女比例为 2 : 1，国内尚无相应的流行病学数据，但有病例报道[2, 3]。基于美国的两个大型纵向登记 [尿素循环障碍（UCD）联盟和国家 UCD 基金会]，以及欧洲代谢疾病登记数据，HHH 综合征的发病率分别占美国和欧洲所有 UCD 的 1% 和 3%。

【发病机制】

当ORC1功能发生缺陷时，将引起以下生化改变（图4-8）[1, 4]：①线粒体内鸟氨酸含量下降，血中鸟氨酸含量升高；②鸟氨酸不能与氨甲酰磷酸充分反应，引起氨甲酰磷酸堆积；③累积的氨甲酰磷酸通过旁代谢途径生成乳清酸，也可以与赖氨酸结合形成同型瓜氨酸，引起同型瓜氨酸增多；④由于尿素循环受阻，游离氨蓄积在体内，形成高氨血症。

【临床表现】

HHH综合征患者临床表现个体差异显著，起病年龄、疾病表现和严重程度不同。在新生儿期，高氨血症的表现通常在喂养开始后24～48小时出现，可能包括嗜睡、喂养困难、呕吐、呼吸急促、呼吸性碱中毒、癫痫发作等。

婴儿期、儿童期、青少年和成人可能有以下任何一种临床表现[5, 6]。

（1）慢性神经认知缺陷，包括运动发育和言语发育迟缓、共济失调、痉挛、学习障碍、认知缺陷或不明原因的癫痫发作。

（2）继发于高氨血症危象的急性脑病，可由感染、空腹或损伤（或无明显原因发生）诱发，表现为嗜睡、食欲下降、恶心、呕吐、呼吸频率加快和癫痫发作。

（3）慢性肝功能障碍，其特征是不明原因的转氨酶（AST和ALT）升高，伴或不伴轻度凝血障碍。

（4）轻度脑病，表现为定向障碍、易激惹和发作性意识模糊，伴有轻度高氨血症，难以检测，因为可能无须治疗即可自行消退，或使用含葡萄糖的静脉注射溶液后迅速恢复正常。

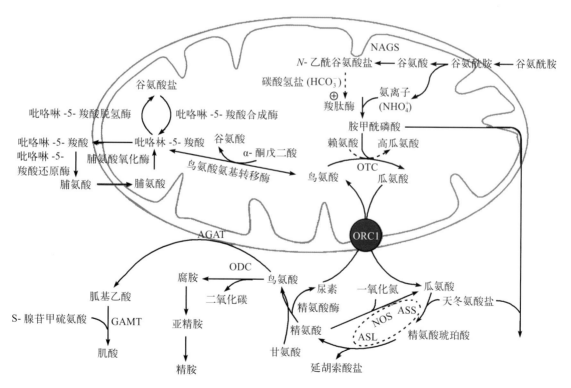

图 4-8 尿素循环及鸟氨酸代谢途径

NAGS：乙酰谷氨酸合成酶；OTC：鸟氨酸氨甲酰基转移酶；ORC1：鸟氨酸转运蛋白 1；AGAT：精氨酸 - 甘氨酸脒基转移酶；ODC：鸟氨酸脱羧酶；GAMT：胍基乙酸甲基转移酶；NOS：一氧化氮合酶；ASS：精氨基琥珀酸合成酶；ASL：精氨酸琥珀酸裂解酶

【实验室检查】

1. 新生儿筛查　在部分国家如美国和加拿大，HHH综合征已通过串联质谱法检测鸟氨酸被列入扩大新生儿筛查疾病项目，鸟氨酸明显升高提示可能存在该病。但部分 SLC25A15 基因突变携带者或复合杂合突变的患者新生儿筛查时鸟氨酸正常，故存在一定的局限性。

2. 血氨测定　典型患者空腹及餐后血氨升高。正常血浆氨的上限可能因实验室而异，但对于大多数婴儿、儿童和成人来说，40μmol/L 或更低的值通常被认为是正常的，新生儿的正常上限为 100μmol/L。

3. 代谢分析　鸟氨酸血浆浓度明显升高，初次诊断时鸟氨酸的血浆浓度范围为 200～1915μmol/L（正常值：30～110μmol/L），可伴血谷氨酰胺浓度升高，尤其是在高氨血症时期，虽然在蛋白质限制饮食中鸟氨酸浓度可显著降低，但很少恢复正常[6]；尿中同型瓜氨酸浓度明显升高为 HHH 综合征特征性生化改变；尿液有机酸分析尿乳清酸增高，伴乳酸、琥珀酸盐、延胡索酸、α- 酮戊二酸排泄增加。

4. 皮肤成纤维细胞鸟氨酸转运蛋白1（ORC1）活性　测定培养的皮肤成纤维细胞内线粒体标记的 ^{14}C- 鸟氨酸转运能力可以确诊 HHH 综合征[7, 8]。

5. SLC25A15 基因突变测定　可发现纯合突变或复合杂合突变，为该病确诊的金标准。

【诊断和鉴别诊断】

1. 诊断　新生儿出生后 48 小时出现呕吐、抽搐、呼吸急促、精神萎靡、昏迷等临床表现；儿童期、成人期表现为蛋白质不耐受、肝功能异常、慢性神经系统损伤、急性肝性脑病等，结合实验室检查结果，患者有阵发性或餐后高氨血症、持续性高鸟氨酸血症和同型瓜氨酸尿排泄的代谢三联征即可诊断。但需要注意的是，与其他尿素循环障碍性疾病相比，HHH 综合征可能会出现相对程度较低的高氨血症，而血浆氨水平通常在药物治疗后恢复正常[9]。

2. 鉴别诊断　见表 4-8。

表 4-8　HHH 综合征与其他疾病的鉴别诊断

鉴别疾病	相似的临床表现	差异性临床表现
有机酸血（尿）症	多为常染色体隐性遗传；高氨血症	多以氨基酸（尤其是支链氨基酸）代谢障碍常见；严重代谢性酸中毒
赖氨酸尿蛋白不耐受症	常染色体隐性遗传；尿素循环障碍；高氨血症	SLC7A7 基因突变；血浆赖氨酸、精氨酸、鸟氨酸降低，尿中排出增加
中链酰基辅酶 A 脱氢酶缺乏症	常染色体隐性遗传；高氨血症	ACADM 基因突变；线粒体脂肪酸的 β 氧化障碍；低酮型低血糖
线粒体病	神经系统非急性表现，如疲劳、乏力等	线粒体代谢酶缺陷，致使 ATP 合成障碍、能量来源不足
鸟氨酸转氨酶缺乏症	常染色体隐性遗传；高鸟氨酸血症	OAT 基因突变；主要累及眼，脉络膜和视网膜旋转性萎缩具有特异性；血氨和血谷氨酰胺正常，尿同型瓜氨酸和乳清酸阴性
鸟氨酸氨甲酰基转移酶缺乏症	尿素循环障碍；高氨血症、血谷氨酰胺增高	X 连锁隐性遗传；OTC 基因突变；血液瓜氨酸降低
神经系统疾病	脑瘫、步态异常等神经功能障碍	血、尿生化指标正常

【治疗】

HHH 综合征是可治疗的疾病，主要治疗方法是饮食干预、使用降血氨药物及肝移植。

急性期治疗：①立即停止蛋白质摄入，静脉输注 10% 葡萄糖溶液，每 2 小时监测血氨、血糖、血电解质、二氧化碳和神经系统症状及体征。②静脉滴注 10% 盐酸精氨酸液，剂量 0.8g/kg，立即输入，随后每 24 小时 0.2 ～ 0.8g/kg 维持。③苯丁酸钠或苯甲酸钠 250 ～ 500mg/（kg·d），最大剂量不超过 12g/d。如上述治疗未能降低血氨，应立即进行血浆置换或血液透析。病情稳定后的长期管理包括维持与年龄相适应的蛋白质限制饮食，可补充精氨酸、苯甲酸钠和苯丁酸钠，以将氨、谷氨酰胺、精氨酸和必需氨基酸的血浆浓度维持在正常范围内。肝移植是治疗多种尿素循环障碍的根本方法。

【遗传咨询】

HHH 综合征为常染色体隐性遗传病，通常情况下，先证者双亲均为不发病的突变携带者，先证者的每个兄弟姐妹都有 25% 的概率发病，50% 的概率是无症状携带者，一旦家庭成员中发现 *SLC25A15* 致病变异，就可以对高危亲属进行基因携带检测，先证者父母再生育时采取胎儿绒毛细胞或羊水细胞进行产前诊断。由于该病临床表型差异较大，需尽早发现并进行早期干预。

【预后】

HHH 综合征患者预后差别较大，从轻微的神经病变受累到严重的致残性疾病，总死亡率约为 6.6%。早期诊断的患者通过限制蛋白饮食、使用降血氨药物等管理后，几乎可以正常存活，患儿生长发育可达正常水平，一些患儿可接受普通教育。如果疾病控制良好，患者可以正常婚育，已有 HHH 综合征成年女性成功妊娠的报道[10]。但大多数患者尽管进行了饮食和药物治疗，成年后仍会出现不同程度的神经和认知精神障碍症状，如步态异常、共济失调、发作性意识混乱、定向障碍等。

（洪琳亮　陈瑞敏）

【参考文献】

[1] Martinelli D, Diodato D, Ponzi E, et al. The hyperornithinemia–hyperammonemia-homocitrullinuria syndrome[J].Orphanet J Rare Dis, 2015, 10: 29.

[2] Ono H,Tamada T,Shigematsu Y.Lactate/pyruvate in hyperornithinemia-hyperammonemia-homocitrullinuria syndrome[J]. Pediatr Int, 2018, 60(8): 762-764.

[3] 关函洲，丁圆，李东晓，等 . 高鸟氨酸血症 - 高氨血症 - 高同型瓜氨酸尿症综合征三例诊疗研究 [J]. 中华儿科杂志 , 2017, 55(6): 428-433.

[4] Sokoro AA, Lepage J, Antonishyn N,et al. Diagnosis and high incidence of hyperornithinemia-hyperammonemia-homocitrullinemia (HHH) syndrome in northern Saskatchewan[J]. J Inherit Metab Dis,2010,33 Suppl 3:S275-S281.

[5] Debray FG,Lambert M,Lemieux B,et al. Phenotypic variability among patients with hyperornithinaemia-hyperammonaemia-homocitrullinuria syndrome homozygous for the delF188 mutation in SLC25A15[J]. J Med Genet, 2008, 45(11): 759-764.

[6] Wild KT, Ganetzky RD, Yudkoff M, et al. Hyperornithinemia, hyperammonemia, and homocitrullinuria syndrome causing severe neonatal hyperammonemia[J]. JIMD Rep, 2019, 44: 103-107.

[7] Tessa A,Fiermonte G,Dionisi-Vici C,et al.Identification of novel mutations in the SLC25A15 gene in hyperornithinemia-hyperammonemia-homocitrullinuria(HHH) syndrome:a clinical,molecular,and functional study[J].Hum Mutat,2009,30:741-748.

[8] Sokoro AA,Lepage J,Antonishyn N,et al.Diagnosis and high incidence of hyperornithinemia-hyperammonemia-homocitrullinemia (HHH) syndrome in northern Saskatchewan[J]. J Inherit Metab Dis, 2010, 33(Suppl 3): S275-S281.

[9] van Karnebeek CD, Sly WS, Ross CJ, et al. Mitochondrial carbonic anhydrase VA deficiency resulting from CA5A alterations presents with hyperammonemia in early childhood[J].Am J Hum Genet, 2014, 94(3): 453-461.

[10] Kim SZ, Song WJ, Nyhan WL, et al. Long-term follow-up of four patients affected by HHH syndrome[J]. Clin Chim Acta, 2012, 413(13-14): 1151-1155.

第十五节　黏多糖贮积症Ⅰ型

【概述】

黏多糖贮积症Ⅰ型（MPS Ⅰ型）是一种罕见的遗传性疾病，属于溶酶体贮积病的一种。该疾病是由酸性 α-L-岩藻糖苷酶（IDUA）的活性缺失或不足所导致的[1]。IDUA 是一种至关重要的酶，它负责分解体内的黏多糖，特别是硫酸皮肤素（DS）、硫酸类肝素（HS）。当这种酶的活性受损时，这些黏多糖不能被正常分解，从而在全身的组织和器官中累积[1, 2]。世界范围内 MPS Ⅰ型的总体发病率为（0.69～1.66）/10 万，欧美国家和地区发病率相对高于亚洲国家和地区[3]。

【发病机制】

MPS Ⅰ型是由于 IDUA 基因发生突变，导致 α-L-岩藻糖苷酶缺乏或酶活性降低，使硫酸皮肤素和硫酸类肝素不能正常降解，并在体内大量沉积，最终引起多脏器和组织病变，从而出现相应的临床症状和体征[1, 2]。

【临床表现】

MPS Ⅰ型包含一个广泛的疾病谱（表 4-9），涉及不同的严重程度和临床表型，包括 Hurler 综合征（MPS Ⅰ型 H，MIM#607014）、Hurler-Scheie 综合征（MPS Ⅰ型 H/S，MIM# 607015）及 Scheie 综合征（MPS Ⅰ型 S，MIM#607016）。临床表型的严重程度不定，范围很大[2, 3]（图 4-9）。

1. 生长　经典 MPS Ⅰ型 H 婴儿出生正常，婴幼儿期生长快于一般孩子，1 岁前更明显。随后生长速度明显放缓，3 岁左右生长趋于完全停滞。患儿身高通常不到 100cm。

中重度亚型婴儿出生时正常，MPS Ⅰ型 S 患者身高通常相对正常。MPS Ⅰ亚型患者的身高存在差异。通常是不成比例的身材矮小，躯干相对于双腿短。

2. 面容　经典 MPS Ⅰ型 H 患儿有着相似的粗陋面容。圆脸、大头、前额突出是其典型特征。患儿的颈部较短，鼻梁宽平，鼻孔大而上翻。眼窝较浅，眼球可轻微突出。嘴唇常常较厚，舌头增大。毛发倾向于比常人更为浓密和粗重，眉毛浓密，体毛多于常人。MPS Ⅰ型 H 患者的腹部膨隆明显，由于肩部、肘部、髋部、膝部及足踝部关节挛缩，他们会以特征性的方式行走和抱臂。

MPS Ⅰ型 S 患儿的面容则存在差异。有的患儿看起来可能与健康同龄人没有区别。成人患者通常身材较矮，由于关节挛缩而出现特征性的行走姿势。其他类型患儿可能最

表 4-9　MPS Ⅰ型疾病谱

MPS Ⅰ型 H 重度	MPS Ⅰ型 H/S 中度	MPS Ⅰ型 S 轻度
粗陋面容明显	轻中度面部异常	轻微面部异常
症状进行性加重	症状进展相对缓慢	较轻微、发展较慢的症状
发育迟滞	智力正常或接近正常	正常寿命
严重的、进行性智力障碍		智力正常

终与经典 MPS Ⅰ型 H 患者生理特征相同，但（病情）发展速度明显较慢。

3. 智力 在经典 MPS Ⅰ型中，患儿智力会受到较大影响。但即使在 MPS Ⅰ型 H 患者中，智力受影响的程度也存在巨大差异。有的孩子也许只能说一些词语，但有的能够很好地交谈，还能够进行少量阅读。MPS Ⅰ型 S 患儿通常拥有正常智力。其他非经典 MPS Ⅰ型 H 患儿可智力正常，有的可能存在轻中度学习困难。

4. 其他脏器表现 MPS Ⅰ型另一个典型特征是角膜混浊。角膜混浊、开角型青光眼、视网膜病、视神经压迫或原发性脑病在 MPS Ⅰ型 H 患儿中可能导致失明。

心脏异常在出生至 5 岁期间变得明显，包括心肌病、心内膜弹性纤维增生症和瓣膜反流，这些异常可单独或共同导致心力衰竭。

其他异常包括脐疝和腹股沟疝，有的出生后就可出现。

由口腔内糖胺聚糖（GAG）贮积引起的咽鼓管功能障碍，可导致频繁的中耳感染、中耳小骨发育不全、鼓膜瘢痕和第Ⅷ对脑神经受损，从而表现为听力受损。患儿还常有慢性复发性鼻炎和持续性流鼻涕而无明显感染。随着扁桃体和腺样体增大可能导致上呼吸道并发症，气管狭窄，声带增厚，从而导致呼吸费力，特别是夜间呼吸困难，这些是阻塞性睡眠呼吸暂停的主要表现。有的患儿可有声音低沉沙哑。许多 MPS Ⅰ型 H 患儿

可有周期性腹泻，有时候交替出现严重便秘。随着年龄的增长，这些问题或消失、或持续；肌肉无力和运动受限会加剧。

贯通高压脑积水在严重型的 MPS Ⅰ型患儿中很常见。颅内压升高可导致认知快速衰退。

脊柱后凸可在出生后几个月内出现。关节僵硬普遍存在并进行性进展，导致肩部和腿部的活动障碍伴活动时疼痛。手指固定屈曲挛缩加腕管综合征导致特征性手部畸形。有的患者可有严重的腕管综合征。

患者常发生齿状突发育不良和 $C_1 \sim C_2$ 前半脱位，可导致脊髓受压和猝死。

【影像及实验室检查】

1. 影像学检查 X 线片上可表现为"多发性骨发育不良"，主要表现为大部分长骨，尤其是肋骨在胸骨端的广泛增宽，脊柱端相对偏细，形如"飘带"状。掌指骨短粗，远端宽，近端尖呈三角形，远节指骨呈爪形。楔形蝶鞍、颅骨呈舟状。许多区域的骨骺骨化中心不规则。椎体可见切迹。髋关节发育不良可发展为早发性关节炎，导致严重的残疾。

2. GAG 测定 对所有疑诊 MPS 的患者均应测定尿液 GAG 浓度。不仅要进行总 GAG 定量检测，还要采用分离方法（如电泳法或色谱法）来鉴别不同类型的 GAG。

3. 酶学分析 除了成熟的红细胞外，IDUA 蛋白存在于所有细胞中，可以在不同的细胞或体液中评价活性，如培养的皮肤成

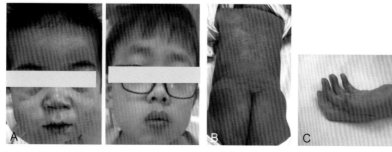

图 4-9 A. 特殊面容（左侧为 1 岁女孩，诊断为 MPS Ⅰ型 H，右侧为 14 岁男孩，诊断为 MPS Ⅰ型 H/S）；B. 背部及臀部大片"蒙古斑"；C. 爪形手

113

纤维细胞、白细胞、血浆和血清。

4. 基因检测　可显示特异性致病变异。了解基因型还可能有助于评估患者是否严重受累。可以通过一代测序方法直接检测 *IDUA* 基因变异。也可用二代测序方法检测，尤其是对于不具有典型临床特征的患儿。

【诊断和鉴别诊断】

如果儿童有粗陋面容、肝脾大和骨病，伴或不伴中枢神经系统异常，应疑诊 MPS Ⅰ型。对于在病程早期就诊的患者，可能需要进行全面的生化评估。测定尿液GAG浓度、电泳或色谱法分离 GAG 及分析寡糖可以确定 MPS 类型，还能发现鉴别诊断中的寡糖贮积病和其他贮积病。确诊需要测定酶活性，通常取外周血白细胞。

【治疗】

1. 对症治疗　MPS Ⅰ型的大多数治疗都是针对并发症治疗。可提高患者生存质量，但无法防止不可避免的功能衰退。

2. 酶替代疗法（ERT）[3]　用重组人岩藻糖苷酶（拉罗尼酶）治疗 MPS Ⅰ型在全世界许多国家已获准。给药方案为100U/kg，每周静脉输注 1 次。但 ERT 不能穿过血脑屏障，因此不能改善神经系统进展，因此建议尽早使用。目前改善的鞘内注射方法及改良的可穿透血脑屏障的替代酶已在临床试验中。

3. 造血干细胞移植（HSCT）　HSCT可使血管腔和血管外腔内的酶缺乏的造血干细胞（hematopoietic stem cell，HSC）被供者源性酶活性正常的细胞逐步替代。2017年，中华医学会儿科学分会血液学组提出其绝对适应证[4]：通常对年龄 ≤ 2.5 岁的 MPS Ⅰ型重型患儿应首选 HSCT，以防止认知功能进一步损伤；相对适应证：对年龄 > 2.5 岁的 MPS Ⅰ型重型患儿或亚重型患儿，经多学科评估移植风险及获益后，亦可考虑 HSCT。

4. 其他治疗　包括基因治疗、底物还原治疗及分子伴侣治疗，目前都在研究及临床试验中。

（李晓侨　巩纯秀）

【参考文献】

[1] Michaud M, Belmatoug N, Catros F, et al. Mucopolysaccharidosis: A review[J]. La Revue de medecine interne, 2020, 41(3): 180-188 .

[2] Khan SA, Tomatsu SC. Mucolipidoses overview: past, present, and future[J]. Int J Mol Sci, 2020, 21(18).

[3] 中华医学会儿科学分会内分泌遗传代谢学组，中国罕见病联盟，中华儿科杂志编辑委员会. 黏多糖贮积症 Ⅰ 型诊疗专家共识 (2022)[J]. 中华儿科杂志 , 2023, 61(3):203-208.

[4] 中华医学会儿科学分会血液学组 . 异基因造血干细胞移植治疗黏多糖贮积症儿科专家共识 [J]. 中国小儿血液与肿瘤杂志 , 2017, 22(5):227-230.

第十六节　X 连锁 α 地中海贫血精神发育迟滞综合征

【概述】

X 连锁 α 地中海贫血精神发育迟滞综合征（X-linked alpha thalassemia mental retardation syndrome，ATR-X syndrome）是一种由 *ATRX* 基因变异所致的 X 连锁隐性遗传病，其主要表现为轻度至重度智力障碍、特殊面容、骨骼畸形、泌尿生殖系统及造血系统异常，也可伴有心脏缺陷、眼异常、肾脏畸形和胃肠道功能障碍等。该疾病临床表型具有异质性，且非常罕见，仅根据临床经验难以确诊，通过基因检测可及时做到精准诊断，有利于患者的全面评估及综合管理，且可为产前诊断及后续的生育提供指导。

【流行病学】

本病十分罕见，目前全球报道 200 余例，2012 年 K. Kurosawa 等学者报道发病率为

(1 ～ 9) /100 万, 日本发病率为 1/ (30 000 ～ 40 000) [1], 甚至更高, 我国仅少数个案报道 [2, 3]。

【遗传学】

ATR-X 综合征是 X 连锁遗传性疾病, 1995 年确定了其致病基因为 ATRX 基因, 又称为 XH2 和 XNP, 位于染色体 Xq21.1 上, 300kb, 由 37 个外显子组成。本病最初被认为与 ATRX 有关, 之后发现 ATRX 也是多种形式的 X 连锁精神发育迟滞综合征的致病基因, 包括 SFMF、Holmes-Gang 综合征、Chudley-Lowry 综合征、Carpenter-Vaziri 综合征、严重智力低下伴痉挛性麻痹和 Juberg-Marsidi 综合征 [4-5], 并与肿瘤发生相关, 包括胰腺神经内分泌肿瘤、低级别胶质瘤、多形性胶质母细胞瘤、骨肉瘤和肾上腺皮质肿瘤 [6]。HGMD 数据库中本病致病位点报道已有 248 个, 其中以错义突变为主 (72.6%), 还有剪切突变、小片段缺失、小片段插入、大片段缺失、大片段插入 / 重复等。

【发病机制】

ATRX 蛋白是染色质重塑蛋白 SWI2/SNF2 家族的成员, 长度为 2492 个氨基酸 [7], 有 3 个重要的功能域: 位于 C 端的含有解螺旋 /ATP 酶的结构域和位于 N 端的 ATRX-DNMT3-DNMT3 (ADD) 结构域, 后者包含植物同源结构域 (PHD) 和 GATA 锌指结构。ATRX 蛋白主要富集于端粒、亚端粒及近着丝粒的重复序列 [8], 其与死亡结构域相关蛋白 (death domain associated protein, DAXX) 结合形成复合物, 在染色质重塑、转录调控中发挥重要作用 [9, 10]。ATRX/DAXX 复合物主要负责端粒、中心粒周围异染色质和核小体 DNA 重复序列中组蛋白变体 H3.3 的装配 [11]。发生 ATRX 缺失时, 端粒和中心粒周围异染色质不能加载 H3.3, 并导致 DNA 损伤 [12]、端粒融合率的增加, 并增大基因组的不稳定性 [13, 14]。ATRX 还与

MRE11-RAD50-NBS1 (MRN) 复合体结合, 在重启停滞的复制叉和 DNA 双链断裂的修复中发挥关键作用 [15]。

ATRX 蛋白是大脑、骨骼、生殖器官和面部形态发育不可或缺的一部分 [16], 这表明 ATRX 不同突变可能导致不同的症状。2000 年, Gibbons 和 Higgs 等指出位于 C 端结构域变异的患者有严重的泌尿生殖系统异常, 然而, 在其他位点, 基因型和表型之间没有明显的相关性, 并且在具有相同突变的个体中临床变异度明显大。Badens 等 (2006 年) 在来自 16 个家庭的 22 名 ATR-X 综合征患者中发现, 与解旋酶结构域突变的患者相比, PHD 样结构域突变的患者具有更严重和永久性的精神运动迟缓及更严重的泌尿生殖系统异常 [17]。

【临床表现】

ATR-X 综合征包括面部畸形、智力障碍、肌张力低下、骨骼、泌尿生殖系统和造血系统异常。由于 ATRX 蛋白广泛表达, 其他组织和器官也会受到影响, 包括心脏、肾脏和胃肠道等。最近, 随着越来越多的患者通过分子遗传学检测获得诊断, 已报道的临床表型谱范围扩大, 具体如下。

1. 智力障碍　是所有 ATR-X 综合征患者共有的唯一临床症状。从出生后开始出现全面发育迟缓, 运动和语言发育明显落后, 甚至部分患者不能直立行走。智力障碍通常是比较严重的, 还可能有肌张力低下、行为异常 (例如, 自闭行为、重复性刻板动作、舞蹈样运动、攻击性行为) 和癫痫发作等神经系统表现。但近期随着基因检测技术的应用, 不断有不典型病例诊断。

2. 特殊面容　包括前额头发上翘、宽眼距、内眦皱襞、塌鼻梁、小鼻且呈三角形上翘、上唇下垂、下唇丰满外翻、门齿间距大、舌突出、耳位低并后旋。这些特征从出生时就存在, 但随着年龄的增长可能变得不那么

明显。

3. 血液系统异常　包括α地中海贫血、贫血和（或）存在HbH包涵体。

4. 泌尿系统生殖异常　包括尿道下裂、隐睾、睾丸发育不良、小阴茎、外生殖器模糊或女性外生殖器。可能合并肾发育不全、肾积水。

5. 骨骼异常　包括身材矮小、小头畸形、鸡胸、脊柱后凸、脊柱侧弯、短指、锥形指、斜足、短足等。

6. 其他　可以表现为流涎、胃食管反流、便秘、需要进行胃底折叠术和（或）胃造瘘术。先天性心脏病包括法洛四联症、室间隔缺损、主动脉瓣反流、主动脉瓣狭窄、肺动脉狭窄、主动脉缩窄和主动脉瓣二叶畸形。

7. 骨肉瘤　据报道，6例携带 ATRX 胚系突变的患者发生骨肉瘤[18-20]，其中2例为原发肿瘤，提示携带 ATRX 胚系突变的骨肉瘤具有遗传易感性。其他具有相同 ATRX 基因变异的患者均未表现出该类型肿瘤。

8. 体细胞 ATRX 基因变异　体细胞 ATRX 基因变异可引起髓系造血的肿瘤性疾病骨髓增生异常综合征伴获得性α地中海贫血，或胶质瘤、神经母细胞瘤、黑色素瘤、骨肉瘤和神经内分泌肿瘤等肿瘤。ATRX 体细胞突变发生在所有癌症中发生的概率为 5%。具体来说，7%的骨肉瘤存在 ATRX 基因的体细胞突变。根据迄今为止分析的患者，发展为骨肉瘤的个体中 ATRX 种系突变位于 C 端区域，而与骨肉瘤相关的 ATRX 体细胞突变遍及整个 ATRX 蛋白。

【实验室检查】

详细的体格发育、智力及语言评估、大运动发育状态监测可全面评估患者的发育情况。完善血常规及血液涂片评估有无贫血及 HbH 包涵体。检测胰岛素样生长因子1（IGF-1）、胰岛素样生长因子结合蛋白3（IGFBP-3）及骨龄评估生长轴。此外，骨骼 X 线片、心脏超声检查、泌尿系超声、头颅 MRI 等检查可帮助评估脏器受累情况。

由于 ATR-X 综合征患者有发生骨肉瘤的遗传倾向，建议密切监测，尤其是 ATRX 基因变异位点位于 C 端的患者。从幼儿期开始，关注长骨（如股骨、胫骨、肱骨）有无出现肿块、肿胀、疼痛或不明原因骨折的情况。

【诊断和鉴别诊断】

1. 诊断　最早 ATR-X 综合征的诊断是基于临床表现和新鲜血涂片中 HbH 包涵体的证据。随着分子遗传学诊断技术的进步，非经典表型的 ATR-X 综合征获得诊断，如仅存在智力障碍或骨肉瘤[21-26]。对于具有 ATR-X 综合征多个典型临床特征的患者，应首先考虑对 ATRX 基因进行靶向测序。若为阴性，则进行其他技术检测，如多重连接探针扩增（MLPA）、染色体微阵列（CMA）等来检测缺失和重复变异。

2. 鉴别诊断　主要与合并特殊面容、智体力发育落后的疾病鉴别，如21-三体综合征、Rett 综合征、de Lange 综合征等，需要基因检测明确诊断。

【治疗】

ATR-X 综合征的管理主要是多学科针对患者的临床症状进行对症治疗。由于肌张力低下可能导致喂养和吸吮困难，要对营养状态进行评估，选择合适的喂养方式，必要时给予鼻胃管或胃造瘘术营养支持治疗[20]。可以通过物理治疗和个体化教育尽可能改善生活自理能力。当出现异常行为和癫痫发作时，需要神经科医生进行治疗。若存在呕吐、胃食管反流、消化性溃疡和便秘等胃肠道疾病，需要消化科医生及时介入，因为误吸是该病常见的早期死亡原因[27, 28]。ATR-X 综合征患者的贫血往往是轻度的，不需要药物治疗。部分患者需要手术治疗外生殖器畸形，如隐睾、小阴茎等[21]。

【遗传咨询】

目前数据显示 92% 受影响儿童的母亲是无症状携带者，故需要对先证者家庭进行遗传咨询，告知未来妊娠风险和检测家庭中其他受影响个体的重要性。如果母亲是致病性 *ATRX* 基因变异的携带者，那么在每一次妊娠中，她有 50% 的概率生育男性 ATR-X 综合征患者，或者有 50% 的概率生育无临床症状的携带 *ATRX* 基因变异的女性。

（魏丽亚　巩纯秀）

【参考文献】

[1] Wada T, Ban H, Matsufuji M, et al. Neuroradiologic features in X-linked α-thalassemia/mental retardation syndrome[J]. AJNR Am J Neuroradiol, 2013, 34(10):2034-2038.

[2] 董睿，杨亚丽，郭辉，等 . X 连锁 α- 地中海贫血精神发育迟滞综合征一个家系的临床及 ATRX 基因变异分析 [J]. 中华医学遗传学杂志 ,2023,40(12):1508-1511.

[3] 袁军鸿，段丽芬，刘晓梅，等 . 1 例罕见 ATR-X 综合征的基因突变分析 [J]. 中风与神经疾病杂志 ,2021,38(6):536-538.

[4] Lossi AM, Millán JM, Villard L, et al. Mutation of the XNP/ATR-X gene in a family with severe mental retardation, spastic paraplegia and skewed pattern of X inactivation: demonstration that the mutation is involved in the inactivation bias[J]. Am J Hum Genet,1999, 65(2):558–562.

[5] Stevenson RE, Abidi F, Schwartz CE, et al. Holmes-Gang syndrome is allelic with XLMR-hypotonic face syndrome[J]. Am J Med Genet, 2000, 94(5):383-385.

[6] Chiurazzi P, Tabolacci E , Neri G. X-linked mental retardation (XLMR): from clinical conditions to cloned genes[J]. Crit Rev Clin Lab Sci,2004, 41(2):117-158.

[7] Abidi FE, Cardoso C, Lossi AM, et al. Mutation in the 5′ alternatively spliced region of the XNP/ATR-X gene causes Chudley-Lowry syndrome[J]. Eur J Hum Genet, 2005, 13(2):176-183.

[8] Villard L, Gecz J, Mattéi JF, et al. XNP mutation in a large family with Juberg-Marsidi syndrome[J]. Nat Genet, 1996,12(4):359–360.

[9] Villard L, Fontès M, Adès LC, et al. Identification of a mutation in the XNP/ATR-X gene in a family reported as Smith-Fineman-Myers syndrome[J]. Am J Med Genet,2000, 91(1):83–85.

[10] Dyer MA, Qadeer ZA, Valle-Garcia D, et al. ATRX and DAXX: mechanisms and mutations[J]. Cold Spring Harb Perspect Med, 2017,7(3): a026567.

[11] Haase S, Garcia-Fabiani MB, et al. Mutant ATRX: uncovering a new therapeutic target for glioma[J]. Expert Opin Ther Targets,2018, 22(7):599-613.

[12] Law MJ, Lower KM, Voon HPJ, et al. ATR-X syndrome protein targets tandem repeats and influences allele-specific expression in a size-dependent manner [J]. Cell, 2010,143(3): 367-378.

[13] Xue Y, Gibbons R, Yan Z, et al. The ATRX syndrome protein forms a chromatin-remodeling complex with Daxx and localized in promyelocytic leukemia nuclear bodies[J]. Proc Natl Acad Sci USA, 2003,100(19): 10635-10640.

[14] Tang J, Wu SB, Liu HT, et al. A novel transcription regulatory complex containing death domain-associated protein and the ATR-X syndrome protein[J]. J Bio Chem, 2004, 279(19): 20369-20377.

[15] Lewis PW, Elsaesser SJ, Noh KM, et al. Daxx is an H3.3-specific histone chaperone and cooperates with ATRX in replication-independent chromatin assembly at telomeres[J]. Proc Natl Acad Sci USA, 2010,107(32):14075-14080.

[16] Nandakumar P, Mansouri A, Das S. The role of ATRX in glioma biology[J]. Front Oncol, 2017, 7:236.

[17] Wong LH. Epigenetic regulation of telomere chromatin integrity in pluripotent embryonic stem cells[J]. Epigenomics, 2010, 2(5): 639-655.

[18] Watson LA, Solomon LA, Li JR, et al. Atrx deficiency induces telomere dysfunction,

endocrine defects, and reduced life span[J]. J Clin Invest, 2013,123(5):2049-2063.

[19] Ramamoorthy M, Smith S. Loss of ATRX suppresses resolution of telomere cohesion to control recombination in ALT cancer cells[J]. Cancer Cell, 2015,28(3):357-369.

[20] Moorthy M, Smith S. Loss of ATRX suppresses resolution of telomere cohesion to control recombination in ALT cancer cells[J]. Cancer Cell, 2015,28(3):357-369.doi: 10.1016/j.ccell.2015.08.003.

[21] ATRX suppresses resolution of telomere cohesion to control recombination in ALT cancer cells[J]. Cancer Cell, 2015,28(3):357-369.doi: 10.1016/j.ccell.2015.08.003.

[22] Badens C, Lacoste C, Philip N, et al. Mutations in PHD-like domain of the ATRX gene correlate with severe psychomotor impairment and severe urogenital abnormalities in patients with ATRX syndrome[J]. Clin Genet, 2006, 70(1): 57-62.

[23] Smolle MA, Heitzer E, Geigl JB, et al. A novel mutation in ATRX associated with intellectual disability, syndromic features, and osteosarcoma[J]. Pediatr Blood Cancer, 2017, 64(10).

[24] Ji J, Quindipan C, Parham D, et al. Inherited germline ATRX mutation in two brothers with ATR-X syndrome and osteosarcoma[J]. Am J Med Genet A,2017, 173(5):1390-1395.

[25] Masliah-Planchon J, Lévy D, Héron D, et al. Does ATRX germline variation predispose to osteosarcoma? Three additional cases of osteosarcoma in two ATR-X syndrome patients[J]. Eur J Hum Genet, 2018, 26(8):1217-1221.

[26] Mirabello L, Zhu B, Koster R, et al. Frequency of pathogenic germline variants in cancer-susceptibility genes in patients with osteosarcoma[J]. JAMA Oncol,2020, 6(5):724-734.

[27] Gibbons RJ. ATR-X: α-Thalassemia/mental retardation-X-linked. John Wiley & Sons, Ltd, 2010.

[28] León NY, Reyes AP, Harley VR. A clinical algorithm to diagnose differences of sex development[J]. Lancet Diabetes Endocrinol, 2019, 7(7):560-574.

第十七节　表观盐皮质激素增多综合征

【概述】

表观盐皮质激素增多综合征（apparent mineralocorticoid excess syndrome，AME，OMIM#614232）是由编码 11β- 羟基类固醇脱氢酶 2（11β-hydroxysteroid dehydrogenase type 2，11β-HSD2）的 *HSD11B2* 基因变异导致的常染色体隐性遗传病[1]。该病最早于 1977 年由 Werderd 等报道，于新生儿或成年期发病，典型临床体征和症状包括低出生体重、发育迟缓、低肾素型高血压、低醛固酮血症、低钾血症、高钠血症、代谢性碱中毒、肾钙质沉着等[2]。

【流行病学】

迄今全世界约有 100 例 AME 病例在临床和遗传学上被描述，其患病率尚不确定，患者往往是 *HSD11B2* 基因纯合变异的近亲家族的后代或在某些种族人群中更常见，如美洲原住民和阿曼人群。

【遗传学】

HSD11B2 基因位于 16 号染色体的长臂（16q22）上，长度约为 6kb，包含 5 个外显子，是目前已知的编码 11β-HSD2 的基因。迄今为止，在 AME 患者中已经发现了 40 多个 *HSD11B2* 基因的致病变异，变异多集中在外显子 3、4 和 5 的错义突变，其他遗传异常包括无义、剪接、插入和缺失变异，但发生率较低（http://www.hgmd.cf.ac.uk/docs/login.html）。

【发病机制】

11β-HSD2 是皮质醇代谢过程中的关键酶，正常情况下，醛固酮与盐皮质激素受体（mineralocorticoid receptor，MR）结合后形成配体 - 受体复合体移至细胞核中与其激素反应元件（HRE）结合可增加编码特定醛固酮诱导蛋白的基因的转录，发挥保钠排钾等作用。当皮质醇进入集合管的肾细胞时，11β-HSD2 将其大部分（约 90%）转化为非活性的皮质素并产生高水平的 NADH（还原型烟酰胺腺嘌呤二核苷酸），从而保护 MR 免受皮质醇激活。体外研究发现，虽然皮质醇和醛固酮对 MR 具有相同的亲和力，但机体内皮质醇水平是醛固酮水平的 100～1000 倍，但醛固酮才是 MR 的生理激动剂，可以将具有生物活性的皮质醇转化为无活性的皮质素，保护 MR 不被皮质醇激活[1]。当 HSD11B2 基因变异导致 11β-HSD2 缺失或活性减低时，NADH 水平下降，皮质醇 -MR 复合物则被激活转录并模仿醛固酮发挥作用[3]。催化活性、对底物和辅因子的亲和力丧失被认为是导致酶活性丧失和 AME 发生的基本机制[4]。11β-HSD2 缺失或活性减低时，不能将皮质醇转化为皮质素，故血和（或）尿中皮质醇与皮质素的比值增高，皮质醇与皮质素的比值高低可用于判断 11β-HSD2 酶活性缺失的程度[5]。AME 患儿通常在宫内就有轻度到中度的发育迟缓，出生时低体重，这是由于 11β-HSD2 参与胎盘屏障的发育，其基本功能是限制胎儿暴露于母体皮质醇，保护胎儿不受妊娠期母体糖皮质激素生理增加的影响。HSD11B2 基因变异导致胎盘中缺乏 11β-HSD2，使过多的母体糖皮质激素通过胎盘抑制胎儿的生长。另外，低出生体重在人类是成年后发生原发性高血压的危险因素[6]。肾钙质沉着和肾囊肿的发展可能与长期低钾血症有关[7]。肾钙质沉着病的发病机制尚未得到很好的研究。肾钙质沉着症的常见原因如高钙血症、高钙尿和肾小管酸中毒被排除在该病患者的病例中。慢性低钾血症患者由于过度氨化而引起肾间质瘢痕。在因滥用泻药或利尿剂而导致慢性低钾血症的患者中，大多数可见间质纤维化[8]。

【临床表现】

表观盐皮质激素增多症是一种罕见的单基因遗传性高血压，由于 HSD11B2 基因变异导致 11β-HSD2 缺陷，引起低血钾、钠潴留、血容量扩张及血浆肾素、醛固酮分泌抑制等类似盐皮质激素增多的表现。根据 HSD11B2 基因变异所致的酶活性缺乏程度，AME 分为两型——Ⅰ型和Ⅱ型，Ⅰ型 11β-HSD2 无活性或严重缺乏，临床症状重，儿童期发病，预后差，病死率高，常出现于近亲婚配的父母后代，变异多为纯合子变异；Ⅱ型为较轻微的临床表型，成人发病，实验室指标轻微异常，甚至无电解质异常，类似于原发性高血压[9]。本例患儿发病早，出生时即严重低体重，生长差，无生长追赶，消瘦，但智力正常。具有典型低肾素、低醛固酮、低钾、高血压表现，血皮质醇/皮质素比值高，与文献报道相符，除了典型的盐皮质激素增多的表现，还继发肾功能损伤、左心室肥厚、全身多处大动脉粥样硬化等严重器官损害。

AME 表型的严重程度主要取决于由 HSD11B2 变异引起的 11β-HSD2 活性的缺失或残留。携带 HSD11B2 纯合变异的 11β-HSD2 活性完全丧失或活性很低的患者通常在儿童早期出现严重的 AME 表型，而携带导致 11β-HSD2 活性部分丧失的 HSD11B2 杂合子变异的患者可能在青春期或成年早期出现轻度表型的 AME[10]。有文献表明，纯合 HSD11B2 变异与低出生体重显著相关[11]。在复合杂合变异的情况下，临床表型是由 2 个变异联合作用引起的，而携带单一杂合变异的先证者亲属仅在成年期出现轻度到中度高血压[12]。轻度的 AME 也称 AME Ⅱ型或非典型 AME，指的是低肾素表型，尿皮质醇/皮质素比值轻微升高和皮质醇清除率降低，无典型 AME 临床表现。近年来，越来越多的临床和生化证据支持轻度的 AME Ⅱ型存在于一般人群中，所以部分高血压被错误划分为特发性。

【实验室检查】

AME 患者临床症状复杂，表型无特异性，若无血 / 尿皮质醇与皮质素比值，则临床诊断相对困难，而依赖于酶活性测定或基因突变分析才是确诊依据。

【诊断与鉴别诊断】

1. Liddle 综合征　又称遗传性假性醛固酮增多症，是一种罕见的常染色体显性遗传病，典型的临床表现为早发中重度高血压、顽固性低钾血症、代谢性碱中毒。临床表现与 AME 易混淆，但不同的是，Liddle 综合征患者为低肾素、低醛固酮水平，对盐皮质激素受体拮抗剂螺内酯无反应，而对 ENaC（上皮钠通道）阻滞剂敏感，如使用阿米洛利和氨苯蝶啶治疗有效。Liddle 综合征患病率极低，确诊需依据基因检测。

2. 异位 ACTH 综合征　是库欣综合征的一种特殊类型，是由垂体以外肿瘤组织分泌过量 ACTH 或 ACTH 类似物，刺激肾上腺皮质增生，使之分泌过量皮质醇引起的临床综合征。患者有典型库欣貌、皮肤色素沉着明显、低钾血症。异位 ACTH 综合征定性诊断后，明确定位诊断很重要，因此影像学检查十分必要。

3. 外源性药物和食物摄入　甘草及其衍生物、过量食用葡萄柚等均可影响 11β-HSD2 酶活性，导致暂时性类似盐皮质激素增多的表现。

【治疗】

AME 的治疗目的是降低血压，纠正低钾血症，其主要的治疗方案包括螺内酯及补钾。螺内酯是一种盐皮质激素受体拮抗剂，它竞争性结合，保护受体不受过量盐皮质激素的影响。早期运用 MR 拮抗剂螺内酯治疗，剂量为 $2 \sim 12.5$ mg/（kg·d），血压恢复正常，改善生长，逆转高血压视网膜病变、左心室肥厚，同时有文献表明亦可逆转双肾钙质沉着等[13]。地塞米松已被成功用于降低成人 AME 患者的血压，初始剂量为 $1.5 \sim 2$ mg/d，随后维持剂量为 0.5mg/d，但单独使用地塞米松并非都能有效控制高血压[14]。地塞米松可显著增强 HSD11B2 基因变异体 Tyr338His 的表达，表明它具有该变异位点药理学伴侣的作用[15]。另有报道称地塞米松通过激活盐皮质激素活性而加重高血压和钾消耗，进而加重儿童期发病的 AME Ⅰ 型患儿的症状，因此用地塞米松治疗 AME 存在争议[16]。相关研究也提示，不同位点可能对治疗反应有关。

11β-HSD2 虽然也存在于结肠，但是肾脏是 11β-HSD2 酶活性的主要部位。因此有肾移植的报道称，通过肾移植治疗 2 例 AME 伴肾衰竭的成人患者，AME 的临床症状消失，停用螺内酯治疗，低肾素型高血压和低钾碱中毒均得到缓解[17]。由于慢性高血压与显著的合并症和死亡率相关，早期肾移植可减少终末器官损害，延长 AME 患者的寿命。但这种益处必须与器官移植相关的风险和抗排斥治疗的副作用相权衡。

【遗传咨询】

该病为常染色体隐性遗传病，理论上男性女性同样受累，再生育该病患儿的概率为 25%。因此，对于已生育 AME 患儿的父母，再生育时建议进行产前基因诊断。

【预防】

若确诊该病，目前尚无有效的预防措施，对于生育过该疾病患儿的家长，建议再次生育时进行产前诊断。

【参考文献】

[1] Funder JW. Apparent mineralocorticoid excess[J]. J Steroid Biochem Mol Biol, 2017, 165(Pt A): 151-153.

[2] New MI, Levine LS, Biglieri EG, et al. Evidence for an unidentified steroid in a child with apparent mineralocorticoid hypertension[J]. J Clin

Endocrinol Metab, 1977, 44(5):924-933.

[3] Harbi TA, Shaikh AA. Apparent mineralocorticoid excess syndrome: report of one family with three affected children[J]. J Pediatr Endocrinol Metab, 2012, 25(11-12):1083-1088.

[4] Funder JW. RALES, EPHESUS and redox[J]. J Steroid Biochem Mol Biol, 2005 , 93(2-5):121-125.

[5] Manning JR, Bailey MA, Soares DC, et al. In silico structure-function analysis of pathological variation in the HSD11B2 gene sequence[J]. Physiol Genom, 2010, 42(3):319-330.

[6] Funder JW, Angiotensin retains sodium by dephosphorylating mineralocorticoid receptors in renal intercalated cells. Cell Metab, 2013, 18(5):609-610.

[7] Börzsönyi B, Demendi C, Pajor A, et al. Gene expression patterns of the 11β-hydroxysteroid dehydrogenase2 enzyme in human placenta from intrauterine growth restriction: the role of impaired feto-maternal glucocorticoid metabolism[J]. Eur J Obstet Gynecol Reprod Biol, 2012, 161(1):12-17.

[8] Al-Harbi T, Al-Shaikh A, Apparent mineralocorticoid excess syndrome: report of one family with three affected children[J]. J Pediatr, Endocrinol, Metab, 2012, 25(11-12), 1083-1088.

[9] Moudgil A, Rodich G, Jordan S C, et al. Nephrocalcinosis and renal cysts associated with apparent mineralocorticoid excess syndrome[J]. Pediatr Nephrol, 2000 , 15(1):60-62.

[10] Razzagyhy-Azar M, Yau M, khattab A, et al. Apparent mineralocorticoid excess and the long term treatment of genetic hypertension[J]. J Steroid Biochem Mol Biol, 2017 , 165:145-150.

[11] Carvajal CA, Tapia-Castillo A, Vecchiola A, et al. Classic and nonclassic apparent mineralocorticoid excess syndrome[J]. J Clin Endocrinol Metab, 2020, 105(4):dgz315.

[12] Fan P, Lu YT, Yang KQ, et al. Apparent mineralocorticoid excess caused by novel compound heterozygous mutations in HSD11B2 and characterized by early-onset hypertension and hypokalemia[J]. Endocrine, 2020 , 70(3): 607-615.

[13] Tapia-Castillo A, Baudrand R, Vaidya A, et al. Clinical, biochemical, and genetic characteristics of "nonclassic" apparent mineralocorticoid excess syndrome[J]. J Clin Endocrinol Metab, 2019, 104(2):595–603.

[14] Wilson RC, Nimkarn S, New MI. Apparent mineralocorticoid excess[J]. Trends Endocrinol Metab, 2001, 12(3):104-111.

[15] Atanasov A G, Ignatova I D, Nashevet L G, et al. Impaired protein stability of 11beta-hydroxysteroid dehydrogenase type 2: a novel mechanism of apparent mineralocorticoid excess[J]. J Am Soc Nephrol, 2007, 18(4):1262-1270.

[16] New M I, Levine L S, Biglieri E G, et al. Evidence for an unidentified steroid in a child with apparent mineralocorticoid hypertension[J]. J Clin Endocrinol Metab, 1977, 44(5):924-933.

[17] Palermo M, Delitala G, Sorba G, et al. Does kidney transplantation normalise cortisol metabolism in apparent mineralocorticoid excess syndrome?[J]. J Endocrinol Invest, 2000, 23(7):457-462.

第十八节　唾液酸沉积症 I 型

【概述】

唾液酸沉积症也称为神经氨酸酶缺乏症（MIM #265550），是一种罕见的常染色体隐性溶酶体贮积症，由编码唾液酸裂解酶神经氨酸酶 1（NEU1）的基因突变导致 α-N- 乙酰神经氨酸酶活性降低，因而无法从唾液低聚糖、糖蛋白和糖脂中除去末端唾液酸残基，引起唾液酸降解障碍[1]。NEU1 除了水解溶酶体功能外，还参与多种代谢过程，包括细胞增殖 / 分化、免疫 / 炎症反应和溶酶体胞外分泌等[2]。关于唾液酸沉积症的发病情况，国内外均缺乏流行病学数据。

【流行病学】

迄今全世界约有 100 例 AME 病例在临床和遗传学上被描述，其患病率尚不确定，患者往往是 *HSD11B2* 基因纯合变异的近亲家族的后代或在某些种族人群中更常见，如美洲原住民和阿曼人群。

【遗传学】

唾液酸沉积症为常染色体隐性遗传病，由位于染色体 6p21.3 的基因 NEU1 突变引起，该基因编码溶酶体神经氨酸苷酶（唾液酸酶），不同的突变引起不同严重程度的临床表型[3]。迄今为止，已超过 20 个 NEU1 突变被确定为导致 I 型唾液酸沉积症的原因，在已报道的突变中，错义变异是最常见的，较少见外显子复制或小缺失[4]。本研究的患儿通过 NEU1 基因检测发现 c.239C > T（p.P80L）和 c.880C > T（p.R294C）复合杂合突变，均为已报道的致病突变[5, 6]而确诊。据文献报道，中国台湾患者中 NEU1 基因 3 号外显子 c.544A > G（p.S182G）为常见的错义突变，88.2% 的唾液酸沉积症患者存在纯合突变，然而这种突变在高加索患者中很少报道，提示在 I 型唾液酸沉积症的基因型和表型上存在种族差异[7]。

【发病机制】

唾液酸酶是溶酶体酶的多酶复合物的一部分，包括组织蛋白酶 A、β- 半乳糖苷酶和 N- 乙酰 - 半乳糖胺 -6- 硫酸盐酯酶。多酶复合物的完整性保证了唾液酸酶的正常催化活性，并保护其不被蛋白质水解。NEU1 基因突变可直接影响唾液酸酶的活性位点或中心区，导致折叠缺陷，从而使唾液酸酶沉积在内质网 / 高尔基体，但也可能影响参与结合溶酶体多酶复合体的表面区域。唾液酸酶在去除寡糖和糖蛋白的末端唾液酸分子中起着核心作用，因此它的缺乏导致了富含唾液酸的大分子的储存和尿中唾液酸寡糖的排泄[8]。光镜和电镜显示细胞质空泡变性，包括神经元、神经元周围和筋膜间的少突胶质细胞、内皮细胞和上皮细胞。空泡化与弥漫性神经元胞质内脂褐素样色素沉积有关，这种色素可在大脑皮质、基底神经节、丘脑、脑干、脊髓及其他的神经器官中检测到[9]。富含唾液酸

的底物的积累显著地促进了该病的发病机制，但也可能涉及其他间接机制。例如，最近发现神经氨酸苷酶是催化活性水解酶溶酶体外吞作用的负调节因子。细胞外蛋白水解活性的增加可能导致各种细胞活性中其他分子的提前降解[10]。唾液酸沉积症 II 型通常唾液酸酶活性非常低，而患有较温和的唾液酸沉积症 I 型的患者具有一些残余酶活性。缺乏樱桃红斑的患者可能有残余的神经氨酸酶活性[11]。

【临床表现】

唾液酸沉积症 I 型也称为樱桃红斑肌阵挛综合征，临床症状较轻，发病年龄较晚，临床表现为共济失调、视力受损、双侧黄斑樱桃红斑（图 4-10）、肌阵挛和第 2 或第 3 个十年癫痫发作。唾液酸沉积症 II 型患者发病早、病情重，表现为面部畸形、身材矮小、桶状胸、脊柱畸形，还有骨骼发育不良、智力低下和肝脾大。樱桃红斑在疾病的后期可能消失。少数唾液酸沉积症 I 型患者可有幼年白内障。这两种类型的唾液酸沉积症都伴有逐渐恶化的多发性肌阵挛，通常发生在

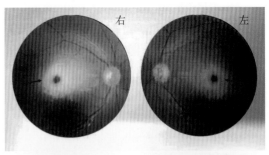
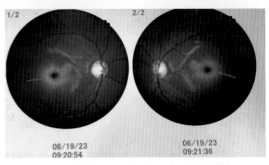

图 4-10　唾液酸沉积症患儿黄斑区樱桃红斑

生命的第 2 个十年，并与癫痫发作和共济失调有不同的相关性。无论是唾液酸沉积症 I 型还是 II 型，大部分患者后期因严重的运动障碍（主要由严重的肌阵挛引起）需终身坐轮椅。

【实验室检查】

唾液酸沉积症的实验室诊断指标通常是尿中结合唾液酸排泄增加，并经遗传分析证实成纤维细胞中神经氨酸苷酶缺乏。最终确诊还是需通过 *NEU1* 基因检测明确复合杂合或纯合变异[7]。唾液酸沉积症患者早期 MRI 可表现正常，而小脑、脑桥和脑萎缩可在疾病进展过程中出现[12]。在唾液酸沉积症患者中，肌阵挛通常很微妙，但节律性很强，脑电图显示有快速放电活动，脑电图 - 肌电相关性分析似乎是一种更可靠的方法，通过快速皮质 - 肌肉转移可以明确揭示脑电图尖峰和肌阵挛性痉挛之间的一致关系。在唾液

酸沉积症患者 I 型中，脑电图背景通常几乎正常，但多棘波多存在于唾液酸沉积症 II 型患者的脑电图上。在部分患者中，存在高幅诱发电位和进一步增强长环反射（LR 或 C 反射）证实了明显的脑皮质过度兴奋，从而导致肌阵挛。这种强烈的节律性抽搐发作反映了正中神经电刺激诱发的所谓长环反射的特征[13]。在所有报道的进行诱发电位电生理学研究的病例中，几乎所有的患者都表现出 VEP（视觉诱发电位）峰潜伏期延长和伴有异常巨波的 SSEP（体感诱发电位）研究（图 4-11）。这些结果表明，即使在没有视觉症状的患者中，VEP 和 SSEP 可能是诊断唾液酸沉积症 I 型的敏感神经生理学指标[14]。本研究的患儿头颅 CT 平扫未见明显异常，脑电图检查未见异常放电，可定期复查，必要时完善头颅 MRI 检查。

唾液酸沉积症 II 型在婴儿期或幼儿期表

运行	标签	N75ms	P100ms	N145ms	Amp P100μV
L-VEP 1-Ch					
1	Oz-Fz	84	121	156	2.9
R-VEP 1-Ch					
1	Oz-Fz	106	130	169	1.3
L-R-VEP 1-Ch					
1	Oz-Fz	-22	-9	-13	1.6

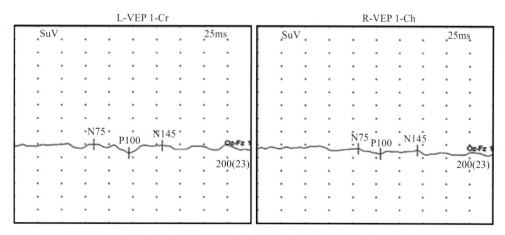

图 4-11 视觉诱发电位见 P100 波峰潜伏期延长

现为畸形面容和骨骼异常，应与其他具有类似特征的溶酶体贮积症相鉴别。以脑皮质性肌阵挛为主要症状的唾液酸沉积症Ⅰ型，应与其他进行性肌阵挛型癫痫相鉴别。

【诊断和鉴别诊断】

1. 黏多糖贮积症Ⅱ型　又称 Hunter 综合征，是由于艾杜糖醛酸 -2- 硫酸酯酶（IDS）基因变异引起 IDS 活性缺乏，使硫酸皮肤素和硫酸类肝素不能晚上降解，从而贮积在各种组织、器官的溶酶体中，引起细胞和组织结构、功能改变，从而导致多器官多系统异常。该病是一种罕见的 X 连锁隐性遗传病，通常男性患病，女性为携带者，亦有少数女性患儿的病例报道，可能与 X 染色体非随机失活有关。典型的临床表现：出生时多表现正常，随年龄增长症状逐渐明显，表现为多系统受累，如出现典型特殊面容、心血管系统、眼部、耳鼻喉等器官受累的症状。症状进行性加重，可严重致伤、致残。确诊需依据基因检测。

2. MPS 其他亚型及多种黏脂贮积症、糖蛋白贮积症等其他溶酶体贮积症　确诊需依据基因检测。

【治疗】

药物治疗与其他 PME（进行性肌阵挛性癫痫）治疗方法相似。PME 是一组以肌阵挛性发作、强直 - 阵挛性发作和进行性神经功能恶化为特征的疾病，通常伴有小脑征和痴呆。正确的诊断有助于患者及其家属了解和接受疾病，即使它是无法治愈的[15]。PME 的肌阵挛和癫痫发作的治疗是困难的，因为这两种症状往往是难治性且对常用 AEDS（抗癫痫药）耐药[16]。丙戊酸钠可被视为一线药物，但严重肌阵挛的治疗通常需要另外 3 种药物，包括苯二氮䓬类、左乙拉西坦、吡拉西坦、唑尼沙胺或托吡酯。然而，它们并不总是有效的。目前国际上有文献指出吡仑帕奈（perampanel）治疗唾液酸沉积症有效，其抗阵挛作用的机制尚不清楚，是一种非竞争性、选择性 α- 氨基 -3- 羟基 -5- 甲基 -4- 异恶唑丙酸（AMPA）受体拮抗剂。AMPA 受体可能在癫痫的病理生理学中起关键作用。这些受体不仅参与癫痫发作的发生，而且可能参与癫痫的进展。因此，其可作为辅助治疗，用于部分发作的癫痫和肌阵挛患者[14, 17]。

【遗传咨询】

该病为常染色体隐性遗传病，理论上男性、女性同样受累，下一胎再生育患该病胎儿的概率为 25%。因此，对于已生育唾液酸沉积症患儿的父母，再生育时建议进行产前基因诊断。

【预防】

若确诊该病，目前尚无有效的预防措施，对于生育过该疾病患儿的家长，建议再次生育时进行产前诊断。

【参考文献】

[1] Loren DJ, Campos Y, d'Azzo A, et al, Sialidosis presenting as severe nonimmune fetal hydrops is associated with two novel mutations in lysosomal alpha-neuraminidase[J]. Perinatol, 2005, 25(7):491-494.

[2] Annunziata I, Patterson A, Helton D, et al, Lysosomal NEU1 deficiency affects amyloid precursor protein levels and amyloid-β secretion via deregulated lysosomal exocytosis[J]. Nat Commun, 2013, 4: 2734.

[3] Bonten EJ, Arts WF, Beck M, et al. Novel mutations in lysosomal neuraminidase identify functional domains and determine clinical severity in sialidosis[J]. Hum Mol Genet, 2000, 9(18): 2715-2725.

[4] Ahn JH, Kim AR, Lee C, Kim NKD, et al. Type 1 sialidosis patient with a novel deletion mutation in the NEU1 gene: case report and literature review[J]. Cerebellum, 2019, 18(3): 659-664.

[5] Itoh K, Naganawa Y, Matsuzawa F, et al. Novel missense mutations in the human lysosomal si-

alidase gene in sialidosis patients and prediction of structural alterations of mutant enzymes[J]. J Hum Genet, 2002, 47(1):29-37.

[6] Mütze U, Bürger F, Hoffmann J, et al. Multigene panel next generation sequencing in a patient with cherry red macular spot: Identification of two novel mutations in NEU1 gene causing sialidosis type I associated with mild to unspecific biochemical and enzymatic findings[J]. Mol Genet Metab Rep, 2016 Dec 1;10:1-4. doi: 10. 1016/j. ymgmr. 2016. 11. 004.

[7] Lai SC, Chen RS, Wu Chou YH, et al. A longitudinal study of Taiwanese sialidosis type 1: an insight into the concept of cherry-red spot myoclonus syndrome[J]. Eur J Neurol, 2009, 16(8): 912 -919.

[8] Pattison S, Pankarican M, Rupar CA, et al. Five novel mutations in the lysosomal sialidase gene (NEU1) in type II sialidosis patients and assessment of their impact on enzyme activity and intracellular targeting using adenovirus-mediated expression[J]. Hum Mutat , 2004, 23(1): 32-39.

[9] Allegranza A, Tredici G, Marmiroli P, et al. Sialidosis type Ⅰ: pathological study in an adult[J]. Clin Neuropathol, 1989, 8(6): 266-271.

[10] Yogalingam G, Bonten EJ, van de Vlekkert D, et al. Neuraminidase 1 is a negative regulator of lysosomal exocytosis[J]. Dev Cell, 2008, 15(1): 74-86.

[11] Mohammad AN, Bruno KA, Hines S, et al. Type 1 sialidosis presenting with ataxia, seizures and myoclonus with no visual involvement[J]. Mol Genet Metab Rep, 2018, 15:11-14.

[12] Palmeri S, Villanova M, Malandrini A, et al. Type Ⅰ sialidosis: a clinical, biochemical and neuroradiological study[J]. Eur Neurol, 2000, 43(2): 88-94.

[13] Canafoglia L, Franceschetti S, Uziel G, et al. Characterization of severe action myoclonus in sialidoses[J]. Epilepsy Res , 2011, 94(1-2): 86-93.

[14] Hu SC, Hung KL, Chen HJ, et al. Seizure remission and improvement of neurological function in sialidosis with perampanel therapy[J]. Epilepsy Behav Case Rep, 2018, 10: 32 -34.

[15] Malek N, Stewart W, Greene J. The progressive myoclonic epilepsies[J]. Pract Neurol, 2015, 15(3): 164-171.

[16] Michelucci R, Pasini E, Riguzzi P, et al. Myoclonus and seizures in progressive myoclonus epilepsies: pharmacology and therapeutic trials[J]. Epileptic Disord, 2016, 18(S2): 145-153.

[17] Frampton JE. Perampanel: a review in drug-resistant epilepsy[J]. Drugs , 2015, 75(14): 1657-1668.